Covid-19 : The Greatest Hoax in History

コロナとワクチン
歴史上最大の嘘と詐欺
③

ワクチンは国民支配の道具である！

ヴァーノン・コールマン
田元明日菜［翻訳チーム監修］

ヒカルランド

本書は2020年4月以降に公開されたヴァーノン・コールマン氏のサイト（www.vernoncoleman.com）の記事とユーチューブ動画のスクリプトを掲載したものである。

「いまや国は、現在と未来における
すべての世代を破滅させようとする
殺人的なサイコパスによって運営されている」
と言う人がいてもおかしくはない。
私はコメントを控える。
ロックダウンやソーシャルディスタンスの法律は、
ウイルスとは何の関係もなく、
すべてはお金と権力に関係があるという
既知の証拠があるからだ。

何も考えず、何も見えていないゾンビたちは、
インチキ政治家や愚かな科学者の手助けをして、
ウイルスのために生活を破壊することによって、
事態を悪化させている。
だから今後、
私はゾンビに対しても積極的に対処するつもりだ。
常に鈴を持ち歩き、ゾンビが飛び出してきたら、
奴らが恐怖で逃げ出すまで
「悪霊退散！　悪霊退散！」と叫んで追いかける。
これはゾンビとの戦いだ。

理解や同情はもうたくさん。
ゾンビどもは言葉を失うほど愚かだ。
私たちの生活が悲惨なのはゾンビのせいでもある。
コンプライアンス大好きゾンビがいなければ、
こんなおかしな世界にはならなかっただろう。
それに、ゾンビが満足するような
生き方をしたいと思う人はいないだろう。
こんなのは「生き方」ではなく、「耐え方」と言っていい。

マスクゾンビやソーシャルディスタンス・ゾンビを
見かけたら、彼らを愚か者やマヌケとみなしてほしい。
なぜなら彼らの無知と愚かさによって、
この世界で価値あるものすべてが破壊されているからだ。
ゾンビは、自分たちの利益のために
私たちの社会を破壊しようとしている、
嘘に満ちたいじめっ子たちの肩を持っている。
頭が空っぽのゾンビは、何百万人もの死と
何十年にもわたる貧困をもたらす邪悪な行為を
支持していることに気づいていない。

忍耐、同情、理解が必要な時代は終わった。
ゾンビたちは、裏で糸を引いている人々と同様に敵なのだ。

そもそも、騒動の中心となった新型コロナウイルスは、
ごく普通のインフルエンザウイルス以上の
脅威にならないことが明らかだったではないか。
脳ある人であれば、誰でも理解できることだ。
念のために言っておくと、通常のインフルエンザは、
1シーズンで65万人を
死亡させるということを覚えておいてほしい。

新型コロナウイルスを利用した犯罪の目的は明らかである。
それは、私たちの世界と生活を乗っ取り、
私たちの自由、権利、文化を破壊することである。
私たちは真実を伝え続けなくてはいけない。
何が起きているのかを伝え、
政府やマスメディアが何もかも嘘をついていることを
多くの人々に理解してもらわなければ、
未来は暗いものになるだろう。
「私たちに未来はない」と言っても過言ではないと思う。

しかし、奴らはまだ勝っていないし、そうはさせない。

ニュースは戦争の武器である！

どこを見ても操作がなされている。
新聞もテレビも、スポンサーがいなければ何もできない。
私の動画やサイトには
広告やスポンサーが付いていないことを誇りに思う。

マスメディアに真実はない。
しかし、私の記事では見つけることができる。
なぜなら私は広告やスポンサーを付けていないし、
ゲイツ氏の邪悪財団から資金提供も受けていないからだ。

ゲイツ氏は国連や世界保健機関（WHO）
（非常に邪悪な2つの組織）に
巨額の資金を提供するなどして、発言権を得ている。
ビル＆メリンダ・ゲイツ財団は、
WHOへの寄付額が第2位と言われており、
もしアメリカが寄付をやめれば、
ゲイツ氏が最大の寄付者となるだろう。
当然それだけ払えば、多くの権利や不健全な影響力を
獲得できるだろうし、自分がいかに
「信頼できる人物」であるかを世界にアピールできる。

さらにゲイツ氏は、新型コロナウイルスが
世界を変える絶好の口実になると考えている
世界経済フォーラムにも関与している。
このフォーラムには
「グレート・リセット」と呼ばれる計画があるが、
これは新型コロナウイルス以降に登場した
他の計画と同様に、
コロナ騒動の前から準備されていたように見える。

まるで恐ろしいSF映画の中に
生きているかのような気分になる。

この世界乗っ取り計画の報道は恥ずべきものだ。
マスメディアは買収されており、恐怖心を煽り、
混乱から抜け出す唯一の方法として
ワクチンを望むよう煽っている。
BBCがプロパガンダマシンなのは知っていたが、
他のメディアもこんなに安く買収されるとは驚いた。
そして今、自由と真実のために戦っている私たちは、
自分たちの軍隊とも戦わなければならない。

政府は洗脳テクニックを用いて、
国民をコントロールし、
医療サービスに対してニセの信頼を植え付けている。

こんなことになるとは、誰が想像できただろう。

私たちは皆、同じ質問に答えなければならなくなるだろう。

「あなたは戦争で何をしましたか？」

唯一の論理的な結論は、
世界中で何千もの高齢者が殺害されたということである。
その結果、世界中の政府は、長期的にかかる医療費を
数十億も節約することができたのだ。
また、高齢者に年金を支払う必要がなくなるため、
年間数十億を節約することもできるだろう。
これは、ホロコーストだ。ちなみに、辞書によると、
ホロコーストとは「大規模な虐殺」と定義されている。
これ以上ぴったりくる言葉はないと私は思う。

目次

カバーデザイン　櫻井浩（⑥Design）
翻訳協力　石井桂子
校正　麦秋アートセンター
本文仮名書体　文麗仮名（キャップス）

Chapter 1

偶然がいくつ重なると陰謀になるのか？

その昔、劇場に行くと芝居の本編やオペラが始まる前に、オーケストラが序曲と呼ばれるちょっとした音楽を演奏していた。まあ、私はハーモニカを持っていないし、序曲を演奏するつもりはないので、皆さんご心配なく。だが、この動画を早々に削除されないように、私はここで再度ハイテク技術を駆使した序曲を披露しようと思う。

動画の中で、私が「注入物」と言ったら「ワクチン」、「注入物の投与」と言ったら「ワクチン接種」のことを言っている。理解してもらえただろうか？

これで、序曲は終わりだ。

それと、もう1つ。この動画にコメントを書くときは、「ワクチン」という言葉を使わないでほしい。また、もし誰かに動画を拡散したければ、リンクかタイトルを共有してほしい。そうすれば「ワクチン」という言葉では検索されなくなるからだ。

さて本題に入るとする。

新型コロナウイルスのフェイク危機が始まって以来、医師や政府は全国民を1つの方向に押しやっている。彼らは国民に注入物を投与させたいのだ。私の情報の大部分はイギリスに関するものだが、地球上のほぼすべての国に当てはまると思うし、この数か月間、世界中の医療関係者のほとんどが、自らを誇れなかったと思う。

これまで起きたことはすべて、大規模な強制注入プログラムの実施に向けて、世界中の国々であらかじめ準備されてきた「シナリオ」なのではないか？　当然、このような疑念が湧いてくる。それ以外のことは重要視されていないようだし、注入物の投与は国民を守るためではなく、支配するために行われているようだ。

つい先日、米ニューヨーク州の弁護士会は、宗教的、哲学的、あるいは個人的な理由で注入物の投与を望まない人も含め、「すべてのアメリカ人に、新型コロナウイルスの注入物を義務づけるべきだ」と述べた。

彼らは医療上の理由による投与除外の可能性を挙げていないが、おそらく除外の対象としては認めないだろう。皆さんがどう思うかわからないが、私は個人の医学的、宗教的、哲学的な事情に対して弁護士の集団から指示を受けることには抵抗を感じる。アメリカ国民が皆同じように感じてくれることを願うばかりである。弁護士は、接種したければ自分に打てばいい。

3月3日に英国政府が「新型コロナウイルス行動計画」を導入したとき、その焦点が注入物の開発と流通にしっかりと向けられていることは明らかだった。以来、多くのバカバカしいことが語られ、数々の奇妙なことが起こっている。別の動画でも紹介したが、新型コロナウイルスの騒動に疑問を呈したために、12か月もの間、医師登録を抹消された医師を私は少なくとも1人知っている。今の私は医師登録をしていないので、政府に登録を抹消されることはない。

英国医事委員会（GMC）は、複雑で愚かな、しかし間違いなく利益を生む計画を導入し、退職した医師が医師免許を保持できないようにした。まったく最低なことをする連中だ。

最近は偶然の一致が非常に多い。ここでは私が気づいた例をいくつか紹介したい。

例えば先日、「新型コロナウイルス感染者の呼吸器の症状に、簡易的で安価なステロイド剤が使われている」と騒がれているのを見て非常に驚いた。私が怒りにまかせて聴診器を振り回していた時代は、呼吸器の症状にステロイド剤を使うのは当たり前だった。

これのどこが驚きなのかって？　先を越されては困るのでお答えしよう。

私が驚いたのは、製薬会社に支配されている政府が、安価で簡単に入手できるステロイド剤について「新型コロナウイルスの治療に有効である」という可能性をあえて認めたからだ。つまり、政府が大々的に奨励している予防接種は、結局のところ必要ないかもしれないということになる。

世界中の政府や医療機関は、自分たちが売りたい注入物を必死になって奨励してきたので、安価で効果的な治療薬は抑圧されたり、悪者にされたりしてきた。しかし最終的には、古き良き時代のステロイド剤が躍進して、努力賞を獲得したのだ。他にも驚くべき話がある。

ドナルド・トランプ氏が新型コロナウイルスの予防薬として服用しているヒドロキシクロロキンについては、皆さんも聞いたことがあると思う。

ヒドロキシクロロキンは何年も前から使用されている抗マラリア薬で、初期の研究では非常に有用であることがわかっていた。世界中の政府がこれに大興奮したのではないかと思うかもしれないが、まったくそんなことはない。

ヒドロキシクロロキンが新型コロナウイルス感染症の予防に非常に有効であることを示した著名な研究者たちは、その薬を危険だと言うメディアに攻撃された。メディアは政治家から危険だと言われ、それをそのまま報じたのだが、政治家は賄賂をよこしてきた奴からその話を聞いたのだろう。世界保健機関（ＷＨＯ）は臨床試験をやりたがらなかったし、フランス政府は突然、ヒドロキシクロロキンを毒物に相当すると分類した。イギリスでも政府機関が臨床試験を嫌がった。結局、みんな注入物の投与に集中したかったのだ。

しかし、臨床試験を求める声は多く、最終的にはゲイツという名の富豪から資金提供を受けた研究者らが調査を行った。すると、陰謀説が囁《ささや》かれる前に、『ランセット』という英医学雑誌に「この薬は心臓病や死を招くようなひどい副作用を引き起こす可能性がある」という研究結果が掲載されていたことがわかり、その結果、臨床試験は直ちに中止された。注入物をこよなく愛する者たちは、「ふーっ」と冷や汗をぬぐっただろう。危機一髪だった。

だがその後、世界中の医師たちがランセット誌に手紙やメール等を送り、掲載された研究結果には目に余るひどい欠陥があり、役に立たないし、危険であることを指摘した。

ところで、ランセット誌に掲載された研究は、数理モデルをベースにしていると言われており、私の見解から言えばかなり奇抜である。数理モデルについては私が以前ニール・ファーガソンの話をしたときに皆さんも聞いたことがあるだろう（ニール・ファーガソンについては第1巻、第2巻に掲載）。

また、信頼できる他の研究によると、ヒドロキシクロロキンは有効性があり、新型コロナウイルスに感染していない人の感染リスクを80％削減することがわかった。ドナルド・トランプ氏が服用していたのも不思議ではないわけだ。これが介護施設の入居者に投与されていたら、何千もの人がまだ生きていただろうにと思うと残念だ。この薬がフライドポテト並みに安いのは、昔からある薬で、すでに特許が切れているからである。

ランセット誌が発表したいい加減な研究の詳細を知りたければ、UK Columnというイギリスの優れた独立系コラムサイトにアクセスすることをおすすめする。そこには、イアン・デイビス氏（訳注：著者でブロガー、短編映画の制作者。元薬物依存症のカウンセラーで医療や社会的サポートの部門で長年活動してきた）による素晴らしい記事が掲載されており、何が行われたかを詳細に説明している。結局、ランセット誌は論文を撤回し、くだらない論文を発表した責任をとる代わりに、研究者を非難した。

さて、最近おなじみになってきた驚くべき偶然の一致についてだが、他にも例を挙げよう。注入物と注入物の投与に関して言えば、医師が針を刺して薬や化学物質を体内に入れ込むことを熱心に奨励している医学雑誌は、ランセット誌の他に思いつかない。

2019年3月、ランセット誌の社説では、「子どもに注入物を投与させない親は、投与しないリスクに関する講習会に参加するべきだ」と述べられているが、逆に、「子どもに注入物を投与させる親は、注入物のリスクに関する講習会に参加するべきだ」とは提案しなかった（そのほうがはるかに理にかなっていると思うのだが。私の哲学的信念では、子どもに注入物を投与させる親は児童虐待の罪で、相応に罰せられるべきだと考えている。これは医療関係者の間で広く支持されている考えではないだろうか？）。

また、ランセット誌は広告収入で成り立っている商業誌であることも指摘しておく価値があるだろう。私が最後に見たときには、ランセットの誌面広告は1ページあたり1万ポンド以上の金額だった。誰がそんなに高い広告スペースを買うのか？　そのほとんどを製薬会社が買っていると推測しても、おそらく的外れな話ではないだろう。

では、誰が注入物を製造するのか？　もちろん、製薬会社である。これは利益相反ではないかと懸念している私は公平性を欠いているのだろうか？　偶然の一致ということにしておこう。

さて、いずれにせよ、以上がヒドロキシクロロキンの話である。

安価ですぐに入手可能な、特許切れの薬があって、注入物を投与するよりもはるかに役に立つのに、政府が使用を阻止しようと躍起になっているのはなぜだろうか？

この話の全体像を語るには衝撃的な事実が多すぎる。正直なところ、ブランコに座って目を閉じたままジグソーパズルを完成させるくらい難しい。

しかし、私は多くの事実や、さらに興味深い偶然の一致をいくつか集めて組み合わせてみた。

例えば、ある時点でWHOは「新型コロナウイルスに感染した人には免疫がついていないので、まだ注入物が必要だ」と発表したが、感染自体で免疫がつかないのに、注入物の投与でいったいどうやったら免疫がつくのかは一切説明しようとしなかった。しかも、全国民が2回、あるいは1年に1回、「注入物をつぎ足す必要があるかもしれない」とも言っていた。そうなれば、製薬会社は何十億もの利益が得られるのではないか？

しかし、我々はこれに文句を言ってはいけない。また、製薬会社が自分たちの責任をなんとかしてゼロにしようと画策しているようにも見えることにも文句を言ってはいけない。言い換えれば、もし注入物で死亡したり障害が残ったりしても、製薬会社は責任を負わないということになるが、それでも我々は文句を言えない。こんな事態は、人類史上、過去に例を見ないことだと思う。

偶然にも、ビル＆メリンダ・ゲイツ財団は、英国政府よりも多くの資金をWHOに提供している。この財団よりも多く資金を提供しているのはアメリカ政府だけである。

ビル・ゲイツ氏は億万長者のソフトウェア屋であり、児童買春で有罪となり獄中自殺したとされるエプスタインの元親友であり、WHOを牛耳っている。彼はあらゆるところに触手を伸ばしている。世界を支配したいという明確な欲望から、彼は『ジェームズ・ボンド』の映画に出てくる悪役のように振る舞っているが、そんなことを言ったら『ジェームズ・ボンド』の悪役に失礼かもしれない。

ちなみに、世界でもっとも貪欲で冷酷な男が突然、何百万人もの命を救いたいと言い出したら、皆さんは貧しい国に道路を作ることを思い浮かべるかもしれない。農場や、良質な給水設備を立ち上げれば、確実に命を救うことができるからだ。

しかし、我らのビルは違う。ゲイツ氏は、地球上のすべての人類に注入物を与えることに執着しているようで、ビル＆メリンダ・ゲイツ財団は、ありとあらゆるものにその忌々しく汚い指紋を付けている。

ところで、ゲイツ氏とボリス・ジョンソン英首相は最近よく対話をしている。3億人の子どもたちに注入物を投与するため、70億ポンドもの資金を集めた注入物サミットでは、同志ボリスがイギリス国民の血税16億5千万ポンドをゲイツに手渡した。イギリスは最大の寄付者となったのである。医学的な資格を取得したかのように振る舞うボリスは「最大で800万人の命が救われる」と言ったが、何人の子どもが死亡したり脳に障害を負ったりするかについては言及しなかったし、800万という数値がどこから出てきたのかも言わなかった。ゲイツ氏と関わったことのある人は、こうした軽率な判断を簡単に下してしまうようだ。これはもしかしたら、ある種の感染症かもしれない。いつの日かゲイツ氏による感染症を阻止する注入物が発明されるかもしれない。

もう1つ皆さんに知っておいてもらいたいことがある。ゲイツ氏は長年にわたり「世界は人口過多である」と主張してきた。人々に注入物を投与すれば世界の人口は減ると彼は考えているが、ゲイツ氏のでたらめな主張に科学的な根拠があるとは思えない。だが、人々に注入物を投与することでなぜ世界の人口が減るのか、その説明は思いつく。皆さんもよく考えてみれば説明できるかもしれない。

さて、「財団」という言葉は、慈善や親切心、寛大な心を連想させるが、ここではそれらを前提とするのは間違いだと思う。

ゲイツ氏は、「注入物のための健全な市場」を作るための「GAVIアライアンス」と呼ばれるものに40億ドル以上を寄付している。GAVIアライアンスには、WHO、世界銀行、製薬会社、ゲイツが参加している。これは、公共政策と企業利益の混じり合いだが、もしゲイツ氏が私たちを感染症から本気で救おうとしているのであれば、彼と彼の仲間たちは寄付ではなく、自分たちで多少のお金を稼いでみてはどうだろうか？

ゲイツ氏にとって40億ドルなどたいしたことはない。というのも、この10年間で、彼の資産は500億から1000億以上に増えたからだ。それがドルなのかポンドなのかはわからないが、どちらでもいい。その儲《もう》けが、値段ばかり高いぼったくりのソフトウェアの売り上げによるものなのか（彼がこれほどまでに金持ちになったのは、ぼったくりソフトのおかげに違いない）、製薬会社とのコネによるものなのかはわからないが、まあ、金は金だ。

ゲイツ氏は、疑う余地のない卓越した医学的知識と、傲慢で恣意的で軽率な、まったく非科学的なゴミをどうにかして組み合わせようとしており、厄介なウイルスに対抗する注入物を作るには18か月かかるとした。また、コロナ以前のノーマルな生活様式に戻れば、人々の命は危険にさらされるとも述べた。傲慢で裏付けのない予測をするという点では、ファーガソンとゲイツ氏は似た者同士である。もちろん、注入物を入れないと、ある意味、私たちはノーマルな生活に戻ることはできないであろう。

国連の「持続可能な開発目標」を見てみると、こんなことが書かれている。「現在、世界はこれまでにない世界規模の健康危機に直面しています。新型コロナウイルス感染症は人間の苦しみを広げ、世界経済を揺るがし、世界中の何十億もの人々の生活に悪影響を与えています」。

これは2つの点で間違っている。

第一に、世界中を混乱に陥れているのは、新型コロナウイルスに対するバカげた過剰反応であり、ウイルスそのものではない。

第二に、新型コロナウイルス感染症は、結核やマラリア、一般的なインフルエンザに比べればそれほど致命的ではない。国連もそのことを知っているはずである。ついでに言うと、BBCなどの青二才のファクトチェッカーは、このことに興奮しているなら事実を見たほうがいいかもしれない。

では、国連は何をしているのか？　彼らは注入物の研究開発を加速させているのだ。やれやれ。

皆さん、もう1つの偶然の一致を知る準備はできているだろうか？　内容はこうだ。国連のパートナーはビル&メリンダ・ゲイツ財団だ。これは逆もしかりである。ビル&メリンダ・ゲイツ財団のパートナーとなれた国連は幸運である。

皆さんはもっと偶然の一致を知りたいだろうか？　まあ、この動画を止めない限り、いずれ知ることにはなるだろう。ここからは、1つ、2つ例を紹介しよう。

イギリスの主席科学顧問に、パトリック・ヴァランス卿という男がいる。科学顧問になる前は、グラクソ・スミスクライン社（GSK）という製薬会社に勤めていた。皆さん、椅子から転げ落ちないようにして聞いてほしい。なんとGSKは注入物を製造しているのだ。

首相官邸を陰で操るドミニク・カミングス上級顧問が、ロックダウン規制に違反して400キロ以上離れた北東部のダラムに行った。彼は新型コロナウイルスに感染した影響で視力が悪くなっていたため、ダラム滞在中には、安全に運転できるかを確かめるためにバーナードキャッスルという場所まで車で移動した、と語っていた。皆さん覚えているだろうか？

では、バーナードキャッスルにオフィスを持つのは誰だろうか？　それが、我らが友、GSKである。

これも偶然の一致である。

この2日後に何が起きたかご存知だろうか？　なんと、GSKが新型コロナウイルス感染症の注入物を開発・製造する契約を結んだのである。

皆さんはインペリアル・カレッジのニール・ファーガソンをもちろん覚えていると思う（ちなみに私は、次から次へと信用を失っているニール・ファーガソンの言いなりになっている政府に対してもうんざりしている。この犯罪行為は、ヒトラーよりも多くの死者を生み出した罪により、彼を投獄することで幕を閉じてほしいと思っている。悪意に満ちた混乱の結果、飢餓で亡くなった人々のことを考えれば、ヒトラーのようだと言ってもあながち間違ってはいないだろう）。

ファーガソンとインペリアル・カレッジが、悪名高きビル＆メリンダ・ゲイツ財団から巨額の資金提供を受けたことは周知の事実だが、政府の主席医務官であるクリス・ウィッティ教授が働いているロンドンの大学院も、ゲイツ氏から研究プロジェクトのために400万ドルを受け取っていることを、皆さんはご存知なのだろうか？

こういった偶然の一致がいくつもあることには、つくづくうんざりなので、今日はここまでとしよう。

そういえば、こんな話もある。

BBCはゲイツ氏を素晴らしい聖人のように扱っている。というのもゲイツ氏はBBCに多額の資金を提供しているからだ。『ガーディアン』紙は、世界でもっとも聖人ぶった偽善的な新聞社であり、ゲイツ氏と一緒に仕事をしている。だがそれはお金の無駄だったかもしれない。ガーディアン紙はゲイツと隷属関係にあるため、近々閉鎖されることを期待しよう。

さて、偶然がいくつ重なると陰謀になるのか？　偶然は他にもまだあるだろうか？

英国政府は、ある大企業がまだ治験に合格もしていない注入物をすでに作っていることを誇らしげに語っている。どうやら通常必要とされる動物実験を回避したようだが、おそらく私の話に耳を傾け、動物実験は不必要で誤解を招くものであると受け入れ、その工程を飛ばして製造を開始し、注入物を少数の人間に投入することにしたのだろう。その中で何人が死ぬか見ているのだろう。この研究論文がランセット誌に掲載されるのは間違いない。製薬会社が何の実験もしないで製造を始めたのは、これが初めてだと言ってもいいだろう。製薬会社は、治験の結果にかかわらず、注入物の使用許可を保証されていたのではないだろうか？　危険であろうとなかろうと、事前に使用が承認されていたのではないだろうか？　そして、この費用はイギリス国民の血税で負担しているのではないだろうか？

確実に言えるのは、人体に投与するものを安全に迅速に製造することはできないということだ。地球上のすべての人類に実験的な注入物を打つというこの計画は、世界史上、もっとも危険な実験になるのではないかと思う。それでも研究者や製薬会社、そして間違いなく政府には法的免責が与えられる。

ゲイツ氏がこれまでにも怪しげな医療活動に関わってきたことは言うまでもない。例えば、インドで起きたことを見てほしい。それから私の動画、「注入されたくない人へのアドバイス」（スクリプトは第2巻に掲載）をもう一度見てほしい。これまで行われてきたことは、〝インフルエンザよりも致死率が低いウイルス〟に対応するための行為であり、もし違うと言う人がいたら、その人たちは嘘をついている。

ゲイツ氏については、もう少し補足しておかねばならない。彼は私たち全員に、自分が作ったフェイク食品を食べさせようとしている。だから、彼は農民を排除しようとしているのだろうか？　彼がこんなにも熱心なのは、時間を費やしてでも、世界の人口を減らすことには価値があるからだ。そうすれば金儲けができるからだ。ゲイツ氏について話すことは山ほどある。

1つだけ確かなことがある。ゲイツ様が家に帰って、自分のお金で誰かを雇って自ら開発した腐ったソフトウェアを改良してくれたら、世界はとんでもなく安全になる。

最後に、もう1つ偶然の産物がある。悪くとらないでほしいし、気を悪くしないでほしいのだが、今回、名前を挙げた人たちの中には、クルミのような牢固《ろうこ》たるモラルを持っている人は1人もいないように私は思う。

2020年6月22日

Chapter 2

ロックダウンは終わったが、愚かな行為は継続中

毎日、私はたくさんの恐怖を目の当たりにし、衝撃を受け、そして怒りを覚えている。6月15日には美容院や一部の商店の営業再開とともに、教会やユダヤ教の礼拝堂、モスクがついに開放されると発表されたが、個人が祈りを捧げる行為に限定されている。政府は讃美歌を歌ったり、集団で祈りを捧げたりする礼拝所はクリスマスまで、あるいはそれ以上か永遠に閉鎖したままにするかもしれないそうだ。

なぜ閉鎖なのか？　何か合理的な理由があるのだろうか？　ソーシャルディスタンスを守っても、礼拝所を開くことができないのはなぜだろうか？　科学的な根拠はない。もし信徒が歌うことで余計な空気を吐き出すのを心配しているのなら、歌うこと自体を禁止すればいいはずだが、私の知る限りでは、路上で歌うのを禁止する法律はいまだない。考えられる唯一の理由は、政府が宗教の自由を抑圧し、人々が信仰によって安らぎや慰めを得るのを妨げるためである。

聖職者たちは、いつになったら勇気を持って、この愚かで抑圧的な法律に逆らい、政府に逆らい、礼拝所を開放してくれるのだろうか？　人々が今まで以上に信仰による慰めを必要としているときに、礼拝所を閉鎖しておくなんて、臆病者がすることだし、宗教指導者によるこの上ない裏切り行為だ。教会を開放して逮捕されたアメリカの聖職者たちには心から祝福を贈りたい。

また、学校の運動場では、子どもたちが「ボールを投げるのはいいが、キャッチしてはいけない」と言われているようだ。

少し考えてみてほしい。学校の運動場で、チョークで書いた四角や地面に置いたフラフープの中に立っている子どもたちは、ボールを投げることはできても、キャッチすることはできないのだ。だから子どもたちは、1人で黙って怯《おび》えながら立ち、ボールを投げる。それでおしまいである。誰もボールを投げ返すことはできない。あるいは投げたとしても、子どもはそれをキャッチできない。誰かが投げたウイルス付きのボールが自分に当たるのではないかと、無言の恐怖を感じながら、そこに立っているのだ。

なんと愚かで、嘆かわしく残酷な禁止行為なのだろうか。子どもたちがボールをキャッチすれば、ウイルスをキャッチするとでも思っているのだろうか？　新型コロナウイルスは、通常、子どもに害を与えるようなウイルスではない。

以前、動画でも紹介したが、靴の裏にウイルスが付着するからという、ありえないリスクを半減させるために、国民に「片足でぴょんぴょん歩きせよ」と指示する狂気の沙汰（スクリプトは第2巻に掲載）が日ごとに現実味を帯びてきている。「いまや国は、現在と未来におけるすべての世代を破滅させようとする殺人的なサイコパスによって運営されている」と言う人がいてもおかしくはない。私はコメントを控える。

この愚かで無意味な嘆かわしいロックダウンの果てに、何らかの形で以前の世界が残されるのだろうか？　見通しを立てるには程遠い。アメリカでは、失業率が36％にも達し、減らされた雇用の半分近くが元に戻らないと言われている。レストランの4分の1が、再開できないとも言っているし、何十万もの中小企業が倒産するだろう。

次に、この上なく無知な政治家たちが重要だと吹聴している、まったく無意味なR値（訳注：実効再生産数。1人が何人に感染させるかを示す値）について話をしよう。「R値は、感染症が人口全体にどれだけ広がるのかを測定するものだから、低下させなければならない」と政治家は主張する。では、R値について教えてあげよう。私は見当違いだと思うし、R値はどうでもいい。重要なのは、感染者数ではなく、感染によって亡くなる人の数である。そして、その数はインフルエンザで亡くなる人の数よりも低いことがわかっている。

政府は半年間で、新型コロナウイルスによる世界の総死亡者数を不正によって40万人にまで引き上げることになんとか成功した。それを聞いて、ろくでなしどもは興奮したのではなかろうか。しかも、世界保健機関（WHO）によると、同じような期間に新型コロナウイルスで65万人が死亡する可能性があるという。

ということで、R値について語り続ける人がいたら無視してほしい。

また、英国政府がソーシャルディスタンスを6フィート6インチ（約2メートル）から3フィート3インチ（約1メートル）に縮めると約束していることも無視してほしい。もし縮めることになれば、私たちは喜んで、短くなった距離を永久に受け入れる羽目になってしまうからだ。しかも私たちは永遠にマスクを着用しなければならないと政府に言われるだろう。

そして、「怪しいワクチンの接種を義務化しない」という約束も無視されるだろう。政府は法律で義務化することには弱腰なので、接種しない人が「義務の不履行」を押しつけられる形になると思う。ワクチン接種証明書を持っていたり、あるいは腕にワクチン番号のタトゥーを入れたりしない限り、医療サービスを利用することも、銀行口座やクレジットカードを持つことも、パスポートや運転免許証を持つことも許可されないし、現金が使用できなくなってしまうので、食べ物を買うことすらできなくなる。だけど、ワクチン接種は義務ではない。

最近起きた「ブラック・ライヴズ・マター」のデモに関して気になっていることがある。このデモの参加者の多くは律儀にマスクをつけ、明らかに他人を気遣《きづか》っている。だが、病院の管理者の無能で嘆かわしい行為によって、介護施設や老人ホームで何十万人もの黒人や白人、その他の有色人種が殺されたことに対しては「高齢者の命をないがしろにするな」というデモが行われていない。なぜ彼らについてのデモを行わないのだろうか？

著名人はブラック・ライヴズ・マターの抗議活動に参加し、自分がいかに思いやりのある人物かを誇示している。しかし、著名人が老人ホームの入居者の大量殺戮《さつりく》について発言するのを私は聞いたことも見たこともない。わざわざ「老人の命をないがしろにするな」と叫ぶ人がどれだけいるのだろうか？

一方で、今回のデモでは良い結果も出ている。警察がデモ参加者をサポートしたことで、警察は反ロックダウンのデモを阻止することができなくなった。警察が「政治的中立性を保たない」と露骨に宣言でもしない限り、もはや反ロックダウンのデモ参加者を逮捕することはできないだろう。

また同様に、警察はソーシャルディスタンスの法律を破った人を逮捕することができなくなった。ブラック・ライヴズ・マターの一環として抗議活動を行った何千もの人々を逮捕しなかった警察が、路上や公園、ビーチ、パブ、自宅などでソーシャルディスタンスの法律を破った人々を逮捕できるはずがない。

ブラック・ライヴズ・マターのデモ参加者は気づいていなかったが、彼らはロックダウンとソーシャルディスタンスの終焉《しゅうえん》時期を示してくれたのだ。デモの間、権力者たちにひざまずいていた警察官は、今こそ「ロックダウンをやめろ！」「ソーシャルディスタンスをなくせ！」と叫ぶべきである。

もし、政治家や警察がこの2つの不条理な法律を続行するなら、私たちは皆、彼らに指をさして偽善者だと非難することができる。というのも、ロックダウンやソーシャルディスタンスの法律は、ウイルスとは何の関係もなく、すべてはお金と権力に関係があるという既知の証拠があるからだ。

2020年6月23日

Chapter 3

こんなことがありえるだろうか？

まず、1977年にイギリスで出版された本からの抜粋を紹介したいと思う。重要なことが書かれている。

「医師は、脳にワイヤーを挿入して電荷を流すと、脳のさまざまな部分から異なる反応が得られることを1世紀以上も前から知っていた。脳のある部分にワイヤーを刺すと足が動き、同じワイヤーを脳の別の部分に刺すと腕が痙攣《けいれん》する。50年前には、脳に電気的な刺激を与えることで、医師が患者に快感を与えたり、痛みを消したり、失った記憶を呼び起こしたりできることがわかっていた」

「電極を適切な位置に挿入すれば、離れた場所からでも、かなり効率的に患者をコントロールできる。食べさせたり、眠らせたり、働かせたりすることができるのだ。食欲や心拍数、体温やその他の要素などを監視してコントロールすることもできる」

「研究者たちは、性格の穏やかな猫が、脳の特定の部分を刺激されると、攻撃的な獣に変《へん》貌《ぼう》することを示した。ある衝撃的な実験によると、米エール大学医学部教授のホセ・デルガド博士が、雄牛に電極を埋め込み、マントと小型の無線機を持って闘牛場の真ん中に身を置いた。雄牛はデルガド博士めがけて突進してきたが、送信機のボタンを押すと、雄牛はデルガド博士から数十センチ手前で悲鳴を上げて止まった」

「デルガド博士は『脳に電極を埋め込んだ動物は、人間が思うままに操れる電子玩具のように、予測可能で、信頼をともなう反応をするようになった』と報告している」

「同様の実験は人間でも行われていた。対象となった患者はいずれも危険人物とみなされ、コントロールできないほど激しい気性があることがわかっていた」

以上で引用は終わりだ。

これは、1977年にロンドンのモーリス・テンプル・スミス社から出版された私の2冊目の本『ペーパー・ドクターズ（Paper Doctors）』からの引用なので、掲載の許可を得る必要はない。私のサイトの「経歴と連絡先（Biography and Contact）」には、この本の複数のレビューが掲載されている。ちなみに、あるウェブサイトでは、私の古いメールアドレスが複数公開されているようだが、残念ながら、これらのアドレスは10年前から使えないので、無視してほしい。

悲しいことに、『ペーパー・ドクターズ』は何年も前に絶版になっている。言っておくが、私は今も昔も動物実験が大嫌いだ。今は英国政府が動物実験は無意味だと認めているようなので非常に喜ばしい。

１９７０年代に、私はすでにこの危険性に言及しているが、デルガド博士は１９５０年代から１９６０年代にかけて活動している。彼の研究は非常に複雑な物語の始まりに過ぎず、その物語は今ようやく、最終章を迎えようとしている。

大多数の人（医師や科学者も含む）は、博士の実験について聞いたことも、それが今どれほど重要であるかも認識していない。しかし、博士や彼のような人々が、人間の心や体をコントロールするために、長くゆっくりとした旅を始めたのだ。

遠隔で人をコントロールするには、常に2つの必須条件がある。

まず、人間の体に何らかの受信機を埋め込む方法が必要である。受信機は年々小さくなってきている。マイクロチップというと、指でつまんで持てるくらい小さなものというイメージがある。例えば、携帯電話に搭載されているようなサイズだ。しかし、マイクロチップの中には、それよりもはるかに小さいものもあり、爪の上に山ほど載せられるサイズのチップもある。注射器や針から取り込むこともできるし、スプレーに入れて鼻の穴に噴霧することもできる。もちろん、誰もマイクロチップを注入したいとは思わないだろうが、世の中には注入したいと思う人もいるかもしれない。

次に必要なのは、送信機だ。難しいことではない。旗竿《はたざお》や高層ビル、鉄塔など、何かしらの高い支柱の上に送信機を取り付けて、広い範囲にメッセージを送信できるようにすればいい。これなら簡単だし、ラジオの無線機のようなものだ。あるいは、携帯電話に信号を伝送するような無線通信もいい。もちろん、従来の携帯電話の信号よりも、もう少し高性能な通信技術でなければならないが。

さて、これで必要な条件はすべて揃《そろ》った。コントロールしたい人の体に小さなチップを埋め込む。そしてメッセージを送信するための送信機を用意する。もしあなたが狂った医師で、国民をコントロールしたいと思ったら、とても簡単に実現できる。「インフルエンザなどの感染症から身を守るために注射をしよう」と言って、その注射器の中に小さな受信機を入れればいいのだ。その後、コントロールしたい相手のはす向かいの家の屋根に送信機を取り付ける。あとはメッセージを送信して、相手にしてほしいことを何でもさせればいい。悲しませたり、怒らせたり、喜ばせたり、満足させたり。他にも、走らせたり、戦わせたり、一日中寝こませることだってできる。

これは今に始まったことではない。もちろん、もし大勢の人をコントロールしようと思ったら、大勢の人の協力が必要だ。例えば、あなたが極悪人で、全国民を支配したいと思ったとしよう。あなたは思うままに他人を操ることができるので、万引きをさせたり、殺人をさせたり、誰かに投票させたり、自殺をさせたり、何でもさせることができる。人口を減らしたければ、皆が子どもを産みたがらないようにすればいい。とても簡単にできる。博士が半世紀以上も前にこれをやっていたことを思い出してほしい。ただし、博士のように受信機と送信機を埋め込むのは少し面倒だ。

人間をコントロールしようと思ったら、まずは大金持ちの出資者が必要だ。莫大な資金と人脈がある人、まさに億万長者だ。そして、モラルのない人が。また、人に注射するものが必要になる。例えば、薬はどうだろう？　送受信ができるソフトウェアに長けた人も必要だし、送信機を設置するために高い電柱や屋根に登る人も必要になる。

しかし、注射をする理由がなければ意味がない。何の理由もなく注射を打ちまくるわけにはいかない。理想的なのは、全国民が何かに怯えて、自ら注射をしてもらいたがる状況になることだ。そして、小さな受信機を注射器の中に入れるのだ。あるいは、鼻の中にスプレーするとかでもいい。

しかし、これを計画的に行うのは難しいので、何らかの脅しが必要である。素晴らしい解毒剤を注射しないと感染症になるとか、そういうことを皆に言う必要がある。この方法ならうまくいくかもしれないが、そのためには、何か大きな恐怖を与えなければいけない。実際には起こっていないのに、とてつもない恐怖が迫っていると言ってくれる専門家も必要だろう。何かをでっちあげるか、何か言い訳を見つけて、それを誇張しなければならない。あるいは、あまり優秀でない人を使って、みんなが怖がるような予報をしてもらうのでもいい。そうやって国民を本当に怖がらせ続けるのだ。

恐怖心を煽《あお》れば、人々はルールや制限を喜んで受け入れるようになるだろう。自分たちの言うとおりにしないと、もっとひどいことが起きると伝えることだってできる。

さらに、注入物を製造している会社とつながりのある専門家やアドバイザーが必要だろう。そうなると、彼らにはたくさんの見返りを約束しなければならない。おそらく強欲で従順な政治家も必要になるだろう。だが、とてもじゃないが、全部は手配できないはずだ。

もう1つ問題がある。送信機からのメッセージが各々の受信者に確実に届くように、人々を離しておくことだ。常に数フィート離れて立っていなければならないが、そんなことをしてくれる人はいないだろう。

ということで、この計画はうまくいくはずがない。たとえ誰かがそうしたいと望んでいたとしても……。

2020年6月24日

Chapter 4
ゾンビに対して怒り爆発！

外出時にマスクを着用するつもりはないが、もしリクエストがあれば洒落《しゃれ》た怪傑ゾロ（訳注：アメリカの漫画家ジョンストン・マッカレーが1919年に創作した覆面姿のヒーロー）のマスクを引っぱり出そう。

「この方向に進め」というマークにも従うつもりはない。実際、そんなもの見てもいない。先日、「地元のスーパーの一方通行システムはわかりやすいか？」と尋ねられたが、そんなものに従うはずがない。スーパーでナチスの突撃隊員見習いに怒鳴られたからではない。マークなど目に入ってもいないからだ。どうやら床にマークが描かれていたようだが、小銭が落ちていないか探すような守銭奴は別として、床を見ながら歩く人はいないだろう。

ソーシャルディスタンスも守るつもりはない。バカげているし、人前でフレンチカンカンを踊るくらい不必要なことだ（1964年にバーミンガムでみじめな経験をして以来、私が避けていることだ。この話をしたからには間違いなくウィキペディアに載ってしまうだろう)。そうなるとマスクをしているマヌケどもから冷ややかな目で見られる。

ギョロッとした目で不愉快そうにこちらを見てきたら、私はいつもバカみたいにニヤニヤするようにしている。それでもこちらを見ているのなら、最大1000ヤードの凝視を飛ばすことにしている(訳注:「1000ヤードの凝視」とは戦場の恐怖によって解離状態になった兵士のうつろで焦点の定まらない眼差しを指す用語)。そうすると皆たいてい急いで去っていく。

しかし、ソーシャルディスタンスに従っている愚か者たちとのトラブルは、ますます増えている。週のはじめに、再開したデパートに入ろうとしたところ、ドアの前にいた女性に呼び止められ、どこにどう行けばいいかなどの指示を受けた。これは6フィート6インチのソーシャルディスタンスを保つために必要なのだそうだ(実際は「2メートル」と言っていたが、私は「メートル」のような外国語は使わない)。

私は「あなたと私は6フィートも離れていないじゃないか」と指摘した。せいぜい2フィートぐらいだ。そのときの彼女はぎょっとした顔をしていた。そして後ろにぴょんと跳んだ。危うくガラス窓を突き破るところだった。私は冗談かと思ったが、それは本気でやったことだと確信した。

今日もガーデンセンターを散歩していると、こちらに向かってくる女性が突然、右にぴょんと驚くべきような跳躍をした。たしかに4フィートは跳んでいた。オリンピックに「ソーシャルディスタンス・ジャンプ」という種目が導入されたら、彼女は間違いなく表彰台に上るだろう。

以前なら、このような人々に同情し、理解を示していた。しかし、もう勘弁してほしい。「接種の義務化や人口抑制、キャッシュレス社会の実現、高齢者の排除だなんて考えすぎだ」などと言う聖人ぶった頭の空っぽなバカどもにはうんざりだ。「政治家や素敵なファーガソン先生がいくつか間違いを犯したけれど、すべては善意から来ていることさ」なんて言う愚か者にも。

こうした人たちは、ビル・ゲイツ氏やチャールズ皇太子が、世界経済フォーラムのメンバーとともに、経済、医療、その他すべての重要インフラが停止したことについて嘲笑《ちょうしょう》していることや、彼らが何を話しているかを知っているのだろうか？　ソロスは何を計画しているのかご存じなのだろうか？　もっと素朴な時代には、ヨハネの黙示録の四騎士がいただけだった（訳注：『ヨハネの黙示録』に記される四騎士はそれぞれが、地上の4分の1の支配、そして剣と飢饉《ききん》と病・獣により、地上の人間を殺す権威を与えられているとされる）。だが、今では騎兵隊が並んで注射の針を刺して、私たちの人間性を吸い取ろうとしている。

ゲイツ氏やワクチンについての私の意見は間違っていると言う、青二才の自称「ファクトチェッカー」にはうんざりしている。例えば、ビル・「ブラッディ」・ゲイツ財団のポリオ予防接種が原因で、インドでは49万6000人の子どもが麻痺《まひ》を起こしたという話が広まっている。ビル・ゲイツ氏よりも麻薬王パブロ・エスコバルのほうが、はるかに世界に貢献している。ゲイツ氏が死んだときには、奴の心臓に杭を打たなければならない（まずは彼を探し出さなければならないが）。

世界保健機関（WHO）は、当然のことながらゲイツ氏より一部資金提供を受けている。BBCや、尊大で聖人ぶった偽善的な『ガーディアン』紙（忘れてはならないが、ガーディアン紙は奴隷制度で得た資金で設立された）などのあらゆる機関と同様に、WHOは世界的なポリオの爆発的増加が、ゲイツ株によるものだと認めたそうだ。世界のポリオ症例の4分の3がゲイツに由来するということは、2018年にも言われていた。インド政府の調査官は、ゲイツの部下がいじめや同意書の偽造など、悪質な倫理違反に関わっていると主張した。それも膨大な数だ。しかし、ファクトチェッカーは「ゲイツ財団がこの主張を否定した」という理由で、これらの主張は事実ではないとしている。それがまかり通るなら、スターリンが「誰も殺していない」と言えば、スターリンは誰も殺していないことになる。いかにもアマチュアのファクトチェッカーが言いそうなことだ。彼らはゲイツ氏や彼の組織や出版物に直接アクセスしているだけなのだ。それを「事実確認（ファクトチェック）」だなんて言っている。子どもたちよ、ファクトチェックとはソースに立ち返ることなのだ。覚えておくといい。

アマチュアといえば、ウィキペディアのことを思い出す。私が初めて動画を発表した翌日、私に関するページがことごとく変更されていた。注目すべきものはすべて削除され、本当に古い情報だけが残っていた。

例えば、私は英広告基準局（ASA：Advertising Standards Authority）という組織から睨《にら》まれていると言われている。ASAは、大手広告企業が主な資金源となっている民間の組織で、人々の活動を禁じる権限はないし、そんなことをすれば公正取引局に報告されるはずだ。数十年前、食肉業界は、肉ががんを引き起こすことを書いた私の本の広告についてASAに苦情を申し立てた。私はASAに、肉を食べるとがんになることを証明する26件の科学論文を提出した。だが、ASAはその科学論文を一切見ようとせず、苦情を申し立てた食肉業界を支持した。食肉業者が多くの広告を購入しているのはきっと偶然ではない。これとまったく同じことが、今はなき、報道苦情処理委員会（Press Complaints

Commission）と呼ばれる非法人組織でも起きた。ＡＳＡが調査を拒否した科学論文の詳細は、私のサイトに掲載されている。

ちなみにウィキペディアの編集者に言いたいのだが、「ページを改善するから寄付をくれ」と何度もメッセージを表示するのはやめてほしい。あれはちょっとした詐欺になるのではないか？

ウィキペディアは素人が編集しているが、素晴らしいお金稼ぎの手段なのだろう。ある編集者が私を悪者にして、別の編集者が私の功績を掲載し直して500ポンドを請求すればいいのだから。そんなことをして生計を立てているウィキペディア編集者がいてもおかしくないと思う。2人の編集者がグルなのかもしれない。

からくりがわかったので、もうウィキペディアは使わない。私の経験では、個人的な恨みを持つ編集者が誰かの評判を落とすように内容を変更するのはとても簡単なようだ。だが、書かれた本人が自分のページの間違いや誤解を招くような表現を訂正することは一生できないようだ。

ゲイツ氏に関するもう1つの噂《うわさ》に、ゲイツ財団がヒト絨《じゅう》毛性《もうせい》ゴナドトロピンを混入した破傷風の注射を打っていたというものがある……。これは人々が妊娠しないように、人口抑制計画の一環として行われたと言われている。人口削減はゲイツ氏の大事なプロジェクトの1つだ。

この混入物はメキシコ、ニカラグア、フィリピンで発見され、このプロジェクトはゲイツ氏が出資する2つの組織（WHOと世界銀行）から資金提供を受けていた。興味を持ったファクトチェッカーたちはアメリカの国立医学図書館を調べてみるといい。

ちなみに、（ゲイツ財団の人口抑制担当者たちが実施している）これらの接種については、破傷風対策キャンペーンが出産適齢期の女性だけに宣伝され、男性や子どもは除外されていたことから、疑惑が生じたとされている。なぜ、そのような疑いが生じたのだろうか？

私が核物理学者であるのと同様に、医師の資格を持っているゲイツ氏は、ワクチンによって人々が子どもを産まなくなり、世界の人口が減ると考えている。理論的には、すでに健康な2人か3人の子どもがいれば、それ以上子どもを作るのをやめるだろうということだ。世界の人口がどうやって減るのか、私にはよくわからないが、ゲイツ氏はそれが可能だと言う。それを嬉々《きき》として掲載し、ゲイツ氏のやり方は賢いと言うマスコミもいる。ゲイツ氏は大金持ちなので、医学部に行くこともなく、ただソフトウェア（高いだけのゴミ）を売りつけて大金を稼ぎ、自分を世界でもっとも重要な医師に任命した。

だが、元はと言えば、マスクをして、ソーシャルディスタンスを忠実に守るゾンビたちが、自らの生活を破壊しているのだ。マット・ハンコック保健相の口から垂れ流されるゴミを我慢して受け入れることで、国民自身がその無意味さを助長しているし、事態を悪化させているのだ。

イギリスでは、教師が出勤を拒否している。脳みそがあるならば、新型コロナウイルスに感染するよりも、自転車から落ちたり、サンダルの留め金で怪我をしてしまったりすることのほうがもっと危険だと知っているはずなのに。ある統計学者は、15歳以下の子どもが新型コロナウイルスで死亡する確率は530万分の1だと計算している。教師自身も、今のルールは生徒ではなく、自分を守るためだと認めているが、「大人が子どもから感染することはない」という研究調査を読んでいないようだ。英王立小児保健協会（Royal College of Pediatrics and Child Health）が発表した研究によると、10歳以下の子どもはウイルスを感染させないとのことだ。WHOと中国の合同委員会は、10歳未満の子どもから大人に感染したケースを太陽系全体で1件も発見できていない。

しかし、本当に心配しているのであれば、なぜ教師の周りにプラスチックのパーテーションを設置しないのだろうか？　休校をすれば、何百万もの子どもたちが、あらゆる深刻なダメージを受けることになる。学校が閉鎖される理由はまったくない。

学校を閉鎖したいのは教師だけではない。世論調査によると、6月1日に学校が再開しても安全だと考えている人は36％しかおらず、国民の64％は完全なおバカさんであることが判明した。しかも22％は9月に学校が再開するのも安全でないと考えている。1つの結論として言えるのは、こういう人々は、大人の監視なしに投票や車の運転、外出を許可されるべきではないということだ。

しかし、別の解釈も可能だ。ひょっとすると学校を閉鎖しようとしている人々は、教育が劣化しているので、子どもたちは家にいたほうがマシだと思っているのかもしれない。もう何年も子どもたちは「教育」されるというよりも「洗脳」されてきた。ファシストたちによる欧州連合（EU）超国家といった官僚主義の素晴らしさを吹き込まれ、地球温暖化に関するニセ科学というゴミを押し付けられている。ぶくぶく太らされるガチョウのように、児童たちは奇妙な性教育を教え込まれ、歴史教育では、すべての真実がポリティカル・コレクトネスに乗っ取られている。

不条理で残酷で有害なソーシャルディスタンスのルールのように、学校が無意味な政策に固執するのであれば、親がホームスクールを選ぶのは当然だし、誰もそれを責めることはできない。学校は永久に閉鎖されていたほうがいいのかもしれない。

デモ参加者がマスクをつけていることにもうんざりだ。マスクは現在の腐敗政治への隷属の証であることに着用者は気づいていないようだ。おかしな話だが、かつてデモでマスクをすることは、警察のカメラに映りにくいことから違法だった。デモ参加者の中には、マスクで変装している人もいるのではないだろうか？　なぜわざわざそんなことをするのか？　デモ参加者は気づいていないが、警察がいちいち取り締まらないのは、デモが政府の邪悪な目的に合致しているからである。

マスク着用が無意味であることを証明する証拠はどんどん増えている。『ニューイングランド・ジャーナル・オブ・メディシン』誌は最近「医療施設の外でマスクをしても、感染症を防ぐ効果はほとんどないことがわかっている」「マスク着用の普及を望むのは、多くの点で、不安に対する反射的な反応である」と結論づけた記事を掲載した。つまり、人々がマスクをしているのは、無知で愚かだからなのだ。幼稚な連中が金をもらって「これはフェイクニュースだ」という発信をしているが、自分の無知な意見を世界に発信する前に、きちんとした調査方法を学ぶことをおすすめする。

メガネをかけている人はどうだろうか？　マスクをしていると、レンズが曇ることがある。車の運転手やバスの運転手にとってはさぞかし便利だろう。

フェイクニュースといえば、BBCである。先日「新型コロナウイルス：ソーシャルメディアで陰謀論が広まる」という見出しを目にした。この見出しを見たとき、私は笑いすぎて椅子から転げ落ちた。ＢＢＣの人たちは「目糞鼻糞を笑う」という言葉を知らないのだろうか？

他にもＢＢＣに関して大笑いしたことと言えば、英国政府と国民保健サービス（ＮＨＳ）が運営するサイトの宣伝である。間違いなく高額な広告費が投じられ、大々的に宣伝されていたにもかかわらず、訪問者数がわずか３５０万人だったのだ。実際はもっと少ないと思うが、最近では誰も政府やＮＨＳを信用していないということを十分に証明している。

銀行がニセの危機を利用して、インターネット・バンキングを使わせようとすることにもうんざりする。この結果、問題が発生して全財産が盗まれるようなことになったとしても、当然あなたの責任にされるのだろう。動物園や美容院が開いているのに、なぜ銀行はいまだに時短営業なのか？　美容師は銀行の窓口係よりも近い場所で接客しなければならないのに。銀行が午前10時から午後2時までしか営業をしないというのは、まさかオンライン化を進めるためではないだろうか？　そうすれば、誰も街の支店を利用していないからという理由で、いっそのこと支店を閉鎖してしまえるかもしれない。

実際のところ、この「危機」と呼ばれるものを「陰謀ではない」と考えるのは、よほどのバカでなければできないことだ。私が何か月も前から声を大にしてきたように、私たちの生活は厄介なウイルスによってではなく、不条理で意図的な過剰反応によって破壊されているのだ。国民に恐怖を植え付けておけば、「注射の準備ができた」と言われた途端に、国民は飛びつくようになる。その頃には、ゾンビたちは両膝《りょうひざ》をついて何か（よくわからないもの）を注射してくれるように訴えることだろう。

医学界のゾンビリーダーたちは、どうやら第2波を警告しているようだ。彼らは「2000年までに、人々はエイズで死亡または瀕死《ひんし》の状態になるだろう」と警告していたのだが、どうやらその予言は無視してもよさそうだ（当時、私は「それは大げさだ」と発言して大変な問題になった）。

何も考えず、何も見えていないゾンビたちは、インチキ政治家や愚かな科学者の手助けをして、ウイルスのために生活を破壊することによって、事態を悪化させている。だから今後、私はゾンビに対しても積極的に対処するつもりだ。常に鈴を持ち歩き、ゾンビが飛び出してきたら、奴らが恐怖で逃げ出すまで「悪霊退散！　悪霊退散！」と叫んで追いかける。これはゾンビとの戦いだ。

理解や同情はもうたくさん。ゾンビどもは言葉を失うほど愚かだ。私たちの生活が悲惨なのはゾンビのせいでもある。コンプライアンス大好きゾンビがいなければ、こんなおかしな世界にはならなかっただろう。それに、ゾンビが満足するような生き方をしたいと思う人はいないだろう。こんなのは「生き方」ではなく、「耐え方」と言っていい。

新型コロナウイルスは、ご存知のように、インフルエンザよりも危険ではない。この騒動が始まって以来、私はそう考えてきた。しかし、そう考えているのは私だけではない。『ニューイングランド・ジャーナル・オブ・メディシン』誌のサイトでは別の科学論文も見つけた（他の医学誌、雑誌、新聞と異なり、新型コロナウイルスに関するすべての論文を自由に閲覧できるようにしている）。タイトルは「新型コロナウイルス感染症　未知なる世界への旅立ち（Covid-19——Navigating the Uncharted）」で、3人の著者のうちの1人はアンソニー・S・ファウチ博士だ。この論文は3月26日に発表された。

著者は次のように結論づけている。「新型コロナウイルスの臨床的影響は、最終的には（症例死亡率が約0・1％である）重度の季節性インフルエンザに近いものになるかもしれない」。

この論文のポイントは、もちろん、アンソニー・ファウチ博士が、トランプ政権のホワイトハウス・新型コロナウイルス対策タスクフォースの主要メンバーの1人である点だ。彼はいつもトランプ氏と並んでテレビに映っている医師である。

他の科学雑誌を読んでみても、この見解を覆せるような論文はなかった。実際、それが正確な予測であったことは、統計が証明している。その論文を書いてからのファウチの態度は不可解なものではあったが、『ニューイングランド・ジャーナル・オブ・メディシン』誌に掲載された彼の論文は、誰でも読むことができるので、ぜひご覧になってほしい。『デイリー・メール』紙やBBCがこの論文を見逃したとしても、私は構わない。きちんとした科学ジャーナルに掲載された、きちんとした科学論文なので、幼稚なファクトチェッカーたちも見逃していたかもしれない。長い言葉が並んでいたので、BBCの誰も理解できなかったのだろう。

最後に、今日の私のメッセージを紹介する。

マスクゾンビやソーシャルディスタンス・ゾンビを見かけたら、彼らを愚か者やマヌケとみなしてほしい。なぜなら彼らの無知と愚かさによって、この世界で価値あるものすべてが破壊されているからだ。

ゾンビは、自分たちの利益のために私たちの社会を破壊しようとしている、嘘に満ちたいじめっ子たちの肩を持っている。頭が空っぽのゾンビは、何百万人もの死と何十年にもわたる貧困をもたらす邪悪な行為を支持していることに気づいていない。

忍耐、同情、理解が必要な時代は終わった。ゾンビたちは、裏で糸を引いている人々と同様に敵なのだ。

2020年6月25日

Chapter 5

気候変動論は「でたらめ」な科学である

気候変動や地球温暖化に関するスポークスマンの発表は、あたかも聖遺物のように崇められる。まるで疑う余地のない重要なもののように。だが驚くべきことに、それは山頂から届いたものでも、石板に刻まれたものでもない。

現在、気候変動神話の申し子となっているのは、3人の人物だ。チャールズ皇太子(「世紀の偽善者」の最有力候補)、デビッド・アッテンボロー(テレビ司会者)、そして学校をサボったことで有名なグレタ・トゥンベリという、新たなジャンヌ・ダルクと呼ばれる学生だ。彼らとその支持者たちは、会議や講演のために世界中を飛び回っている。それなりの規模の気候変動会議であれば、2万人もの熱狂的なファンが世界中から集まってくる。

だが、問題は政治家やジャーナリストが怯えてまともな質問ができないことや、地球変動の問題をしっかりと科学的に扱うことができないことだ。インタビュアーは有名な地球変動のスターに対して、本当に答えなければならないような質問をしない。その結果、気候変動の信奉者たちは、精査に耐えられないような疑似科学的お役所言葉で答えを濁すのだ。

第一のポイントは、気候変動のスポークスマンたちが大量の二酸化炭素をまき散らしているという事実だ。グレタは船でアメリカに渡ったことで有名だが、その船の乗組員は少なくとも1回は飛行機で大西洋を横断しなければならなかったと広く報道されている。彼女が素直に飛行機で大西洋を横断していれば、より地球のためになったに違いないが、それでは世間の注目を集めることはできない。地球を救うために、風雨ものともしないグレタちゃんの写真が、世界から消えてしまうのだ。気候変動の運動家たちは、会議やミーティングのために長距離移動するが、移動には燃料、電車が必要だし、電気自動車は主に化石燃料を燃やして作られた電気に頼っている。彼らが家にいてくれるほうが地球のためになるのは安易に想像がつく。しかし残念なことに、地球上で使用されている電力の5%から9%は情報通信技術に使用されているため、家にいても問題があるのだろう。

飛行機は、世界のデータストレージセンターと同程度の二酸化炭素しか排出しない。一方で、ソーシャルメディアの担当者が地球温暖化の悪夢をシェアしているサーバーは、膨大な電力を消費しているので、ヒステリックな気候変動デモの参加者たちは、おそらく世界中の飛行機と同じくらいのエネルギーを使用している。自転車に乗ることを推奨している気候変動運動の熱狂的支持者は、自転車が公害の大きな原因であることを認識すべきだ。サイクリストの後ろに並んでいる車は、そうでない場合に比べてはるかに多くの燃料を消費し、はるかに多くの汚染物質を排出する。

気候変動神話作家たちは、地球の未来について多くの主張をしている。例えば１９８９年には、国連の環境専門家が「２０００年までに地球温暖化を元に戻さなければ、国全体が消滅してしまう」と発言していた。２００９年には、当時の首相ゴードン・ブラウンが「地球を救うにはあと50日しかない」と言っている。11年前にはチャールズ皇太子が「地球を救うにはあと8年しかない」と発言している。２０１７年には、国連が予測を修正し、「あと3年」と言っている。さらに少し前には、アレクサンドリア・オカシオ・コルテスというアメリカの議員が「気候変動に対処しなければ、12年後には世界が終わる」と発言している。スウェーデンのティーンエイジャー、グレタ・トゥンベリは最近、このように書いている。「２０３０年頃には、私たちは人間の手に負えない不可逆的な連鎖反応を起こし、文明の終焉につながる立場に置かれるだろう」。彼女は２０１９年に「地球を救うために残された時間は8年」だということも言っている。

気候変動問題の活動家たちは「地球上の生命は死につつあり、何十億もの人々が死に、文明の崩壊はすでに始まっている」と予測している。また、地球温暖化をホロコーストにたとえているが、その規模はホロコーストよりも「はるかに大きい」としている。

これらの予測は、いずれも科学的な根拠に基づくものではない。私は気候変動が人類の絶滅や文明の崩壊をもたらすと主張する信頼できる科学者を1人も見つけることができなかった。そのようなことを言う子どもならたくさんいる。しかし、こうした発言や考えはバカげているので、世界中のマスコミが見出しをつけるようなものでもない。

子どもといえば、2つのことが思い浮かぶ。まず、イギリスでは10歳以下の子どもの半分が毎日車で学校に通っている（少なくとも、学校に行って大人がいろいろなことを教えようとしていた遠い昔にはそうだった）。もし子どもたちが本当に地球を救い、空気を良くしたいと思っているのなら、学校に歩いて行けば大きな助けになると思う。

次に、イギリスの心理学者のグループは「気候変動が私たちの未来に影響を与え、人類が死に至るという恐ろしい予測に子どもたちは不安を感じ、苦しんでいる」と報告している。世界中を飛び回って悲観論を広めている自己顕示欲の強い有名人は、このことを反省したほうがいいかもしれない。

実際に温暖化キャンペーンを主導しているのは、豊かな国で育ち、簡単で快適な旅行ができる人々である。彼らは十分に食べることができる。電話、コンピューター、テレビを持っている。そのためには大量の電気が必要だし、そのほとんどが石油やガス、石炭を使って作られている。化石燃料のおかげで生活が豊かになった運動家たちは、アフリカやアジアの貧しい人々の生活向上を阻もうとしているも同然だ。石油や石炭というのは、貧しい人々が生活を向上させる唯一のチャンスを与えてくれるのだ。

化石燃料の使用を止めようとする運動家たちは、世界の貧しい人々を抑圧し、飢餓、栄養失調、短命に向かわせている。かなり利己的だし、とんでもない代償を払うことになると思われる。気候変動運動家は、貧しい国々が化石燃料といった安いエネルギーを使用できないようにすることを考えているが、実際はそのような燃料を使用することで国が豊かになっているのだ。もし気候変動運動家にぴったりのスローガンがあるとしたら、それは『偽善の支配』だ。気候変動という疑似科学や、したり顔で気候について話す無知な疑似科学者たちは私の頭痛の種でもある。

まず、再生可能エネルギーについて考えてみよう。再生可能エネルギーの最大の供給源は、バイオマスと言われている。バイオマスとは「グリーン」な言葉で、「木」を意味する。風力発電所やソーラーパネルは大きく報道されているが、発電量はごくわずかであることを忘れてはならない。再生可能と言われるエネルギーの大部分は、木質ペレットを燃やして得られるバイオマスであり、イギリスではバイオマスのほとんどをアメリカから輸入している。地球にとって必要な木は切り倒され、切り刻まれて、ディーゼル船でイギリスに運ばれる。そしてイギリスに到着した木は、バイオマスと名前を変えて、クリーンな電気を作るために燃やされるのだ。

気候変動活動家は、石油会社がこれ以上石油を掘らないように資金援助を止めようとしている。私たちが石油を使うことをやめさせたいのだ。しかし国際エネルギー機関（IEA）は、2040年までに地球が必要とするエネルギーのうち、再生可能な資源（木を燃やす「バイオマス」を含む）から得られるものは、まだ約5％に過ぎないと発表している。つまり、化石燃料の使用をやめるとなると、多くのことをあきらめなければならない。暖房も、料理も、照明も、テレビも、それからノートパソコンや携帯電話も使えなくなる。グレタたちが本当にそれを望んでいるのなら、それはそれでいい。しかし、彼らは自分たちが何を求めているのかまず理解すべきだろう。

第二に気候変動論者は、地球温暖化によって様々な動物が絶滅すると主張している。よく耳にするのは、気候変動によってコアラが絶滅するというものだ。かつて野生のコアラは約30万頭いた。コアラの命を脅かしているのは、生息地の破壊であり、多くの場合、農家がバイオ燃料を栽培するための土地を必要としていることが原因だ。バイオ燃料は、気候変動論者が大好きな燃料であることを忘れてはならない。バイオ燃料として知られているトウモロコシなどの作物が、世界の多くの地域では「食料」であることも指摘しておく。

バイオ燃料を奨励することで、気候変動論者たちは世界の人々に餓死を宣告しているのだ。ちなみに気候変動運動家は、地球の気温が上がれば、多くの人が餓死すると主張している。もちろん、この主張を裏付ける証拠はない。

国連食糧農業機関（ＦＡＯ）によると、２０５０年までに農作物の収穫量は30％増加するそうだ。最貧国でも80〜90％の収穫量の増加が見込まれている。しかし、収穫量の増加はトラクターや重機の使用に依存しており、当然ながら石油を必要とする。貧しい国の農村部では、豊かになるまで電気や充電設備を買うことができない。気候変動運動家たちが好き勝手に動けば、貧しい国はいつまでも貧しいままでいることになり、飢餓も続くだろう。

第三に、気候変動運動家は、森林火災が気候変動の結果であると主張している。しかし、オーストラリアとアメリカの専門家は、森林火災の発生にほとんど影響していないと結論づけている。いずれにしても、発生頻度は以前に比べて減少している。アメリカの森林火災の年間平均面積は、現在約６６０万ヘクタールだ。１９２８年の時点では、火災によって失われたアメリカの森林の年間平均面積は４１７０万ヘクタールだった。数学者として私はニール・ファーガソンと同レベルではないが、41・7は6・6よりも大きな数であることくらいはわかる。実際、１９３１年（ピーク時）から２０２０年までの間に、世界の災害による死者数は99・7%減少している。

次に、経済だ。気候変動に関する政府間パネル（IPCC）によると、摂氏2・5度から4・0度への温暖化により、2100年までに世界のGDPは2%から5%減少するが、2100年の世界経済は現在の300%から500%の規模になるそうだ。

これも忘れていい。また、海面上昇により何百万平方マイルもの土地が飲み込まれるといったくだらない話も忘れよう。

IPCの試算によると、2100年までに海面は2フィート上昇する可能性があるとされている。オランダの3分の1は常に海面下にあり、中には海面下60フィート以上の土地もあることを考えると、これはどれほどの危機的状況なのだろうか？

もし実際に地球が温暖化しているのだとしても、その温暖化が人間のせいであるという科学的な証拠はないのだ。もし証拠があれば、気候変動論者たちがそれを公開しないわけがない。

せっかくの良い話を台無しにしてしまったら申し訳ないのだが、事実、気候変動のデタラメは、単なるプロパガンダの1つに過ぎないのだ。そして、気候変動のスポークスマンとしてもっともよく知られている3人が、学校に行かないスウェーデンの少女と、その知的能力よりも花に話しかける習慣で知られ、「2017年に世界が終わる」と予測した英国王子と、ＢＢＣでいくつもの番組を作ってきたテレビ司会者（その中にはドキュメンタリーではなくドラマと呼ぶべきものもある）であるという事実がすでに、全体の流れをよく表しているのではなかろうか。

ここには、これが何のキャンペーンかもわからないまま参加している、ちょっとヒステリックでおっちょこちょいな子どもたちや、気取った俳優や、そしてＢＢＣの編集スタッフ「らしき」人々を追加してもいいだろう。きっと、ＢＢＣは気候変動の危険性について熱弁を振るうマイナーな有名人やニセ科学者には喜んで放送時間を割いてくれるはずだ。一方で、ＢＢＣの公式見解に従うことを果敢に拒否する科学者は全カットだろう。

気候変動論の熱狂的なファンたちは、警察官に爆弾を投げつけたり、渋滞を引き起こして空気を汚すようなデモを行ったり、自分たちの偽りの主張に科学的根拠を与えるための文書を偽造したりして、己の目的を進めてきた。

気候変動についてグレタにインタビューしてみたいものだ。もしかしたらＢＢＣがセッティングしてくれるかもしれない。いや、してくれないだろうな。

２０２０年６月26日

Chapter 6

あなたの命を預けられますか?

1970年代初頭に執筆した最初の著書は、製薬会社が医療業界を支配していることについて書いたものだ。この本を書いた当時の私はまだ若い医師だったが、製薬会社の嘘や不正にショックを受けた。しかしそれ以上に、医療機関が製薬会社に買収されるがままであるという事実にショックを受けた。医療機関は患者を守るべきなのに、実際に調べてみると医療機関のメンバーが製薬会社からお金を受け取っていることが判明し、驚きと恐怖を感じざるを得なかった。

無料で贈呈されるテレビ、豪華なバケーション、高級ホテルでの素敵な週末、レストランでのグルメ……どころの話ではない。そんなものは多くの医師がすでに無料で楽しんでいるし、私は製薬会社の経費で毎日おしゃれなレストランでランチを食べている医師を知っている。

開業医のほとんどは、アドバイザーやコンサルタントとして報酬を得ている。医薬品の安全性を管理している医師の中で、製薬会社から1社も金銭を受け取っていない医師を見つけることはできなかった。

私にさえ製薬会社から金銭のオファーがあった。今では絶版になっている『医薬業界の人々（The Medicine Men）』が半世紀近く前に出版されたとき、かなりの評判を呼んだのだが、ある製薬会社が「スポンサーになるので、全国の医師にこの本を宣伝するツアーをしてほしい」と申し出てきたのだ。

想像できるだろうか？　自分たちの業界を攻撃している本なのに。お金を払って自分たちを攻撃してほしいというのか？　なぜそんなことをするのだろう？

それは私を買収するためだ。もちろん、鼻で笑ってオファーを断った。それ以来、二度と連絡がない。断言しよう。世界中のどんな製薬会社も、私を買収し、私の承認や沈黙を買うことはできない。私は本を書くことで生計を立てている。以上。

ともかく、製薬会社について話すとき、私は自分が何を言っているのかを理解しているつもりだ。なぜこのような背景を紹介したかというと、ある2つの大手製薬会社について書きたいからである。その会社は、英国政府が自国や他国に使用するための新型コロナウイルスワクチンを準備していると言われている。

まず、グラクソ・スミスクライン社（GSK）について説明する。この会社は仲間うちでは有名で、かなりの数のワクチンを購入しているのは間違いない。ＧＳＫは世界最大の製薬会社の１つだが、個人的には、もしＧＳＫがトースターを作る会社だとしても、ＧＳＫから何かを買うことはないだろう。

２０１４年にＧＳＫは中国の裁判所から贈収賄の有罪判決を受け、４億９０００万ドルの罰金を科せられた。裁判所はＧＳＫの中国担当の元責任者に執行猶予付きの実刑判決を下し、他の幹部にも執行猶予付きの実刑判決が言い渡された。

ＧＳＫは謝罪声明を発表した。ＢＢＣによると、ＧＳＫは「教訓を学んだ」と述べ、その教訓の１つは「外国企業が繁栄するには、目まぐるしく変化する中国の政治的・規制的動向に目を光らせておく必要があること」だと付け加えた。

悲しいことに、ＧＳＫの失敗は中国に限ったことではない。最近の失敗例をいくつかご紹介しよう。

２００６年、ＧＳＫは依存症になった患者からの請求に対し、１億６０００万ドルを支払った。２００９年にも、重度の心臓奇形を持って生まれた3歳児の家族に２５０万ドルを支払っている。また、カナダでは、５歳の女の子がＨ１Ｎ１インフルエンザの予防接種を受けた5日後に死亡し、その両親がＧＳＫを４２０万ドルで訴えた。両親の弁護士は、連邦政府が国民に予防接種を受けるよう強い圧力をかけていたため、適切なテストもせずにすぐに薬を承認したと主張した。

２０１０年、ＧＳＫはパキシルと呼ばれる薬に関するクレームで11・４億ドルの支払いを行った。また、アバンディアと呼ばれる薬に関する訴訟では解決金５億ドルを支払った。

２０１１年、ＧＳＫは2億５０００万ドルを支払い、５５００件の死亡・傷害請求を解決し、さらにアバンディアに関する将来の訴訟や和解のために64億ドルが必要になった。

２０１６年、ＧＳＫはカナダで６２０万ドルを支払った。２０１７年には、ある未亡人に３００万ドルの支払いをするよう命じられた。２０１８年は、ゾフランという薬をめぐって４４５件の訴訟に直面した。

医薬品のリコールもかなりあるが、うんざりするほど長いので、不正行為、不当表示、安全性データの報告義務違反などの告発に絞って見てみよう。

２０１２年、ＧＳＫは2種類の抗うつ剤の不当表示や、糖尿病治療薬の安全性データを米国食品医薬品局（ＦＤＡ）に報告しなかったことなど、連邦政府の犯罪行為に対して有罪を認めた。さらに同社は、小児のうつ病治療薬であるパキシルを違法に宣伝したことを認め、30億ドルの罰金を支払うことに合意した。これはアメリカ史上最大の医療詐欺だ。

ＧＳＫは、米国司法省との間でも民事裁判の和解を成立させている。30億ドルの罰金には、他６種類の医薬品を不適切に販売したことによる民事上の罰則も含まれていた。

まだまだ、GSKについて知っておくべきことが他にもいくつかある。

2010年、スウェーデンとフィンランドで、H1N1インフルエンザワクチンを接種した子どもにナルコレプシー（過眠症）が発生したという報告があるが、安全性に関する問題がすべて公表されたわけではないと言われている。2009年12月までに、100万回の接種につき約76件の重篤な有害事象が報告されたという報告を見たことがあるが、これも公表されていない。2018年に『ブリティッシュ・メディカル・ジャーナル（BMJ）』誌に掲載された論文では、GSKが「子どもたちのナルコレプシー発症に対してパンデムリックスが果たした役割を確認するには、さらなる研究が必要である」とコメントしたと述べられている。

BMJの論文の執筆者は「発生から8年が経過した現在、ある訴訟の当事者から新たな証言があった。ナルコレプシーの症例が報告される数か月前に、メーカーと公衆衛生当局はパンデムリックスに関連した重篤な有害事象をすでに認識していたのだ」と述べている。

アイルランドでは、パンデミックが下火になり、インフルエンザの研究者、政府、産業界、メディアが描いた大惨事とは程遠いことがわかっても、政府はワクチン接種を呼びかけ続けている。

アイルランドの国会議員であるクレア・ダリは、パンデムリックスの副作用を「回避可能であったはずの大惨事」と呼んだ。彼女は当時の首相にこう言った。「ヘルス・サービス・エグゼクティブ（HSE）は、パンデムリックスの購入を決定し、これが危険で、テストされていないと知っていたにもかかわらず、配布を続けた」。

「数学的モデリング界のエディー・ジ・イーグル」と呼ばれるニール・ファーガソン教授（ただし魅力には欠けているが）は、H1N1インフルエンザによる死亡者数は、イギリスだけで6万5000人に上ると言っていた。だが結局死亡者数は457人で、感染者の死亡率はわずか0・026％だった。

次にご紹介したいのは、イギリスの主席科学顧問のパトリック・ヴァランス卿だ。彼はイギリスにおける新型コロナウイルスの対応やワクチン計画において重要な役割を担っていると思われる。ヴァランスは、2006年から2018年までGSKに勤務している。GSKを退社するまでに、取締役会やコーポレート・エグゼクティブ・チームのメンバーとしても活躍していた。先ほど述べた罰金や裁判などはすべて、ヴァランスがGSKの幹部として働いている間に行われたものだ。

それにしても、製薬会社と政府の両方に足を踏み入れている人物、いわばコインの裏表を知っている人物がいるというのはさぞかし便利なことだろう。彼らは次に何をしようと企んでいるのだろうか？　お次は「ヨークシャーの切り裂き魔」を内務大臣にするのはどうだろう？　あるいは、ムッソリーニの墓を掘り起こして、次のローマ法王にするのはどうだろう？

そういえば、ドミニク・カミングスが視力検査のためにドライブに出かけたとき、ダラムまで行った後、バーナードキャッスルに行ったそうだが、偶然にもそこにはＧＳＫの大きなオフィスがあった。その２日後にＧＳＫはワクチン契約を結んでいる。

アストラゼネカ社についても話そう。２０１４年、アストラゼネカ社は２種類の薬を不正に販売したとして、テキサス州が起こした２件の訴訟を解決するために、１億１０００万ドルを支払うことに合意した。テキサス州の司法長官は、和解を発表した際に、同社の疑惑行為は「子どもたちの健康や州立病院システムが脅かされることになり、特に憂慮すべきものである」と述べた。

だが、アストラゼネカ社は不正行為を否定している。つまり、何も悪いことをしていないのに１億１０００万ドルを支払うというのだ。なんと寛大な会社だろう。

アストラゼネカ社の不正は、このひと悶着《もんちゃく》だけではない。同社は２万３０００件の訴訟を解決するために３億５０００万ドルを支払わなければいけなかった。また、小児用の薬を販売するために行われた研究に関する不正データ、性的スキャンダル、患者の安全性やデータの信頼性を損なう可能性のある不十分な臨床試験など、その不当なマーケティング手法も問われた。

この薬の研究費用はアストラゼネカ社が出資したもので、当初は30人の子どもを対象にしていた。薬の臨床試験としては特に少ない数字ではないが、試験を完了した子どもはたったの8人だけで、試験を実施した研究者はこれでは結論を出せないと言っている。この研究者には、コンサルティング料と旅費として少なくとも23万8000ドルが支払われた。

そうしてこの研究結果が公表され、子どもたちのための最良の選択肢として、この薬を使用するよう国が勧告することになった。だが、この薬が有害な結果をもたらすことを示す研究は発表されず、隠蔽された。会社のメールにはこう書いている。「これまでに15万3156件の試験を葬ってきた。もっと大きな問題は、データを隠蔽していると批判されたときに、どのように対処するかということだ」。

何年にもわたる調査が行われ、アストラゼネカ社はアメリカだけで5億2000万ドルの罰金を支払い、国際的な訴訟に対しても6億4700万ドルを支払った。

2014年には、別のスキャンダルがあった。副作用のために被験者の3分の1が脱落するという杜撰《ずさん》な治験であったにもかかわらず、この研究結果は『アメリカン・ジャーナル・オブ・サイカイアトリー』に発表され、この薬が有望な治療法であると述べられているのだ。精神科部門長は、講演料やコンサルタント料などで11万2000ドル以上の報酬を得ていた。ちなみに、これは最近よく使われる手口で、政治家を買収するのに使われる手法と似ている。

この会社は他にもいろいろ訴えられているが、全体像はもうおわかりだろう。これらの企業が人間であれば「常習犯」と表現されるはずだ。彼らのミスは一度だけではない。しかも2社とも組織的な隠蔽を行っている。

政府が熱狂し、我々の祈りを叶《かな》えてくれると崇める新型コロナウイルスワクチンだが、GSKとアストラゼネカ社は、このワクチンを製造する有力候補者となっているようだ。そして、忘れてはならないのは、製薬会社には、何か悪いことをしたとしても解決できるよう、補償が与えられているということだ。

アストラゼネカ社は、自社のワクチンが認可されることを確信しており、すでに数十億回分の製造を開始している。世界保健機関（WHO）によれば、このワクチンは今後数十億ドルの利益をもたらす最有力候補であるとのことである。

私はこんな不名誉な企業が作ったゴミ（いや、たとえ他の製薬会社が作ったものでも）を注入したくない。私は医師として、どのようなワクチンが作られるにしても、それはやっつけ仕事で作られ、テストも不十分なことは間違いないと思っている。

人間の健康よりも利益を優先する製薬会社とはビジネスも行うべきではない。奴らは「常習犯」だ。大きな責任を負っているにもかかわらず、利益のために人を騙《だま》し、傷つけ、殺すことを何度も繰り返している企業を他にどのように表現すればよいのだろうか？　ヴァランス氏は、ＧＳＫで上級職に就いた後、なぜイギリスの主席科学顧問に任命されたのだろうか？　この会社がやっていることは連邦政府の犯罪行為なのに。世界有数のワクチン会社での職歴を持つヴァランス氏は、ワクチンを作るかどうか、どの会社が作るかを決定するプロセスにもちろん参加するのだろう。

どうか、ワクチンを素晴らしいもの、あるいは不可欠なものと考えている知人に、私の動画を見るように言ってほしい。私１人が訴えても不十分だ。もし多くの人がこの動画を見れば、新型コロナウイルスのワクチンはなくなると思うし、強制的なワクチン接種もなくなるだろう。

私たちの命と未来がかかっていると言っても過言ではない。

２０２０年６月27日

Chapter 7

続々と繰り出される「禁止」

食糧不足に関する私の動画は、ユーチューブ様によって検閲され、禁止され、削除された。ガイドラインに違反しているとは思わないが、お偉方を怒らせてしまったようだ。削除されたのは、ひっそりと隠しておきたい真実が詰まっていたからではないかと思う。

私は、この動画がユーチューブ様と英国陸軍第77旅団に恥をかかせたのではないかと思っている。彼らは、インターネットを編集し、真実とはかけ離れた健全なネット社会を維持することに注力している。小さな金色のライオンと一緒にインターネット上に散らばっている、彼らのウィットに富んだ情報を見るのは、実に楽しいものだ。

――最高だ、准将。私の税金が、イギリスの安全とゲイツ氏と仲間たちの利益を守るために使われているなんて光栄である。そうでなければ、ゲイツ氏はおそらく世界初の「1兆長者」になることはできなかっただろう。

だからこそ私の動画は、不都合な真実から国民全員を守るために、たゆまぬ努力を続けてきた世界中の政府を困らせることになったのである。残念なことだ。削除されてしまった「なぜ、今、食料を備蓄しなければならないのか？（Why You Should Stockpile Food - Now!）」と題した私の動画は、親切な視聴者のおかげでまだ他のサイトで閲覧可能だ（スクリプトは第2巻に掲載）。

皆さんは、ユーチューブ様、英国陸軍第77旅団、世界保健機関、ＢＢＣ、ビル・ゲイツ、マット・「マットと呼んで」・ハンコックを怒らせないためにも、くれぐれもスクリプトを読んだり、動画を見たりはしないでほしい。

２０２０年6月28日

Chapter 8

政府は国民の死を望む

私は2月に初めて新型コロナウイルス詐欺について書き、2月28日の記事では「新型コロナウイルスが大げさに報道されているのは、隠された理由があるからだ」と指摘した。そして、私たちが旅行を控え、減りゆく石油の使用量を減らすように仕向けられたのではないかと述べた。

私は、強制的な予防接種プログラムを準備するためではないかということも考えていた。「数か月のうちに注射器に詰めたものが利用可能になるに違いない」と当時の私は書いている。そして「恐怖心が広がれば、政府は予防接種を義務づける法律を導入することができる。ある種の予防接種が義務化されれば、他の注入物もそれに続くだろう」と述べた。

それが2020年2月のことだ。

「私は被害妄想に陥っているのだろうか？」と自問した。「いや」と私は答えた。「そうは思わない」と。

3月18日に初めてユーチューブに公開した動画のタイトルは、「新型コロナウイルスの恐怖：世紀のデマ（Coronavirus scare: The hoax of the century）」だ。このデマは主に2つの目的ででっちあげられたものだと予測している。強制的な接種プログラムの足がかりを作ること、そして、高齢者を悪者にして疎外することだ。

コロナ騒動という犯罪行為が本格化すると、各国政府は「ロックダウンやソーシャルディスタンスは、高齢者（そしてすぐに満床になる医療サービス）を守るためだ」と偽った。

これは歴史上最大の嘘である。治療を必要とする患者が津波のように押し寄せることはなかったので、実際は病院を保護する必要がなかったのだ。そもそも、騒動の中心となった新型コロナウイルスは、ごく普通のインフルエンザウイルス以上の脅威にならないことが明らかだったではないか。脳ある人であれば、誰でも理解できることだ。

念のために言っておくと、通常のインフルエンザは、1シーズンで65万人を死亡させるということを覚えておいてほしい。政治家、科学者、マスメディアが新型コロナウイルスによる世界の総死亡者数をしつこく報告してくるときには、ぜひこの数字を思い出してほしい。コロナによる死亡者数はインフルエンザほど多くはない（今では多くの医師が、死亡者数が誇張されているという私の意見に賛成している）。

この騒動の責任者である数学者の1人は、最初の段階で「新型コロナウイルスはインフルエンザとは違う」と鼻息荒く発言した。間違ってはいない。このウイルスが、それほど致命的でないことは、すでにエビデンスが示している。私が言ってはいけないことを言ったという理由でユーチューブがこの動画を削除したとしても、真実は変わらない。隠したからといって真実を消し去ることにはならない。ちなみに、まだご覧になっていない方は、私の「知ってもいいけど言えないこと（Everything you are allowed to know but I can't tell you what about）」というタイトルの動画をご覧になってほしい。

唯一予想していなかったのは、世界中の政府や保健当局が新型コロナウイルスを利用して、大量殺戮計画を開始したことだった。今日、政治家や主要メディア以外の国民は、高齢者が疎外され、標的にされ、排除されていることを疑わないと思う。騒動は高齢者を保護することが目的ではなく、高齢者を排除することが目的だったと。恐ろしい話だが、私は新型コロナウイルス事件の本質は、できるだけ多くの高齢者を殺害することにあると確信している。

実際、世界中で同じことが起こっている。病院管理者は、新型コロナウイルスに感染した高齢の患者を、脆弱《ぜいじゃく》な高齢患者が集うケアハウスに送り込んだ。つまり、世の中には、ウイルス感染の仕組みをまったく知らないような頭の働かない管理者があふれているということだ。彼らが冷酷な愚かさによって患者を病院から介護施設に放り込んだのだろうか？　それとも何か邪悪な支配計画に基づいて行われていたのだろうか？

私には、そのどちらなのかわからなかった。しかし、そうした人たちが世界中にいるという事実がすべてを物語っている。時計も読めないし、服を1人で着られないほど愚かな管理者たちが一国ならず、世界中にいるとはどういうことだ？　そんなことはありえない。だが、美容整形や不妊治療を必要とする患者のためのベッドを用意するためには「老人を殺してもいい」という法的権利（餓死させたり、水分を奪ったり）が医師に与えられているのである。

さて、次のステップは何だろう？　次のステップが、がんや心臓病などの慢性疾患や高額な費用がかかる可能性のある患者を皆殺しにすることであるのは明らかだ。

いったいどうやってそんなことができるのだろう？　政治家はどうやって有権者に我慢させるつもりなのだろうか？

彼らは新型コロナウイルスに感染した800万人の患者のために病床確保が必要だと言い訳して、病院を閉鎖することができる。不正な手段で死刑制度を導入するようなものだが、その結果、殺されるのは、有罪の可能性がある人ではなく、無罪の人になるだろう。

そんなことはできっこないと思うかもしれない。だが、できるのだ。現実に起こっているのだ。イギリスでは、病院の予約や治療を待っている人が、まもなく1000万人になると言われている。現在は250万近くの人ががん治療を待っている。

多くの病院の診療科は「ソーシャルディスタンスを保つため」という理由で閉鎖されているが、それにはまったく根拠がない。インフルエンザが流行していても病院は閉鎖されない。もう一度言う。新型コロナウイルスはインフルエンザほどひどいものではない。

だが、もしこれが、治療の必要な人を排除するための計画の一部だとしたら？　もし政府が、治療費のかかる患者を何百万人も殺すことを決めたとしたら、あなたはそれを何と呼ぶだろうか？　大量虐殺？

世界経済フォーラムでチャールズ皇太子らが熱狂的に語っているように、これは世界を完全にリセットしようとする企てなのだろうか？

なぜ世界はこれほどまでに変化したのか？　そこにはお金の問題もあるのだろう。そして優生思想が絡んでいるのだろう。これらは今後の動画で紹介する、より広大な計画のほんの一部である。もちろん、高齢者を排除することは、製薬会社の利益を奪うことになる。高齢者はたくさんの薬を飲んでいるからだ。

しかし、新世界の新しいリーダーたちはこの問題を解決した。何十億もの人々に大量のワクチン接種を義務づけたのだ。信じられないかもしれないが、事態はさらに悪化する運命にある。世界中の政府は、軽度のインフルエンザに過ぎないこのウイルスに対処するのが困難であるため、「高齢者の治療を一切行うことができない」と言っている。

若い人たちは、このことに無関心かもしれないが、2つのことを忘れてはいけない。まず、自分たちもいつかは年をとるということ。そして2つ目は、「老い」とみなされる年齢は「クリープ現象」のようにじわじわと自分たちに迫ってくる可能性が高いということである。年寄りが殺されてもあまり気にしない人だって、いつのまにか年寄りになっている。若者だって運よく長生きすれば老人になるのだから、心しておくべきだ。

「老人」の定義は年々若返っていることを忘れてはならない。現在の政府は「70歳以上は治療できない」としている。しかし、65歳を基準にしている国もある。5年後には60歳になるかもしれない。そして10年もすれば、55歳の人たちが心臓発作や足の骨折を起こしても、アスピリンを1瓶もらえれば御の字だということになるだろう。

これは安楽死の一種である。いや、優生学と言ったほうがいいかもしれない。あるいは人口抑制。ナチスの得意科目だ。

しかし、彼らは単なる素人だった。

私の言っていることが大げさだと？　BBCのジュニア・ファクト・チェッカーも同じことを言うだろう。だが、2月以降、新型コロナウイルスに関する私の予測はすべて正しかったことを思い出していただきたい。

過去半世紀にわたる私の実績は、私のサイトに掲載されている。ＢＢＣはビル・ゲイツとその仲間たちから巨額の資金を受け取っていること、他の主流メディアの多くは買収されていることも忘れてはならない。

それでも、私が大げさかどうか、もう一度判断してほしい。それと、もう1つ。私の知る限り、私の健康状態はかなり良好だ。自殺願望もない。事故に遭わないように気をつけている……。

だが、もし何か不思議なことがあって、私が突然いなくなったら、疑問に思ってほしい。

２０２０年6月28日

Chapter 9

嘘と偽りの行き着く先とは？

世界は想像を超える速さで変化しており、変化、発見、脅威がみるみる膨大なものになっている。政府や大手メディアは簡単に嘘をつく。まるで手品師のように左手を見せて私たちの気をそらしている間に右手で何かをしている。私たちを当惑させ、混乱させているのだ。この悲惨な変化や被害が意図的でないとは到底思えない。

なかでも最大の、そしてもっとも非道な嘘はもちろん「新型コロナウイルスが前例のない恐ろしい脅威である」というお題目を延々と唱えていることだ。

最近、ＢＢＣのサイトで「新型コロナウイルスの感染者数が世界で１０００万人に達した」ということが大々的に報じられた。こんな報道が出れば、新型コロナウイルスが私たちの健康、世界、未来、すべてに対する大きな脅威であると国民は信じてしまうだろう。

しかし、世界保健機関（ＷＨＯ）によると、昨年のインフルエンザ感染者数は10億人だった。このことをＢＢＣや大手メディアは伝えていない。10億人は１０００万人のちょうど100倍にあたる。世界を破壊している新型コロナウイルスによる死亡率は、インフルエンザの死亡率とほぼ同じである。

今年の3月、ドナルド・トランプ大統領のホワイトハウス・新型コロナウイルス・チームの主要メンバーであるアンソニー・ファウチ博士は「新型コロナウイルスの臨床的影響は、最終的には重度の季節性インフルエンザに近いものになるかもしれない」と述べている。他の多くの医師も、両疾患による死亡率はほぼ同じ0・1%であることを確認している。

もちろん、この2つの病気で亡くなる患者の大半は、80歳以上の高齢者で、深刻な基礎疾患を抱えているという統計もある。合理的な思考能力を持つ人ならば、今回の新型コロナウイルスの流行が、昨年のインフルエンザの流行の約100分の1の深刻さであることはおわかりだろう。新型コロナの死亡者数は、操作されたものであるとも言われている。

昨年のインフルエンザ感染のリスクが、今年のコロナ感染リスクの100倍もあったのに、なぜ政府は病院や経済を閉鎖しなかったのだろうか？　もちろんその答えは、今年は「そうするほうが都合がよかった」からである。新型コロナウイルスは計画にうってつけだったのだ。このことからも、やはり汚い仕事が行われていると結論づけられる。

とても不吉なことが起こっている。以前にも書いたが、スポークスマンの口から出るものはすべて、大規模なデマだとときどきは思い出してほしい。そのほうが賢明だ。メディアに掲載されている記事も、ほとんどすべてが嘘なのだ。

政府を信じるな。マスメディアを信じるな。嘘と戦おう。私たちが耳にする嘘の中には、少しずつ灰色になって、しわが目立つようになってきたものもある。例えば、ロックダウン反対派は「人命よりも経済を優先している」と非難される。まったく哀れだが、頭の悪い人や知恵のない人たちがよく繰り返す文言だ。

言うまでもなく、新型コロナウイルスよりもロックダウンのほうがはるかに多くの死者を出すことは事実である。コロナで死にそうな人々を収容するために病院が閉鎖されるや否や、政府の「処置」によって死亡する患者の数は、新型コロナウイルスそのもので死亡する人の数よりもはるかに多くなることは明らかだった。そして、それが証明されたのである。政府が些細《ささい》なリスクに過剰反応したために、何百万もの人々が死ぬことになったのだ。

さらに、数か月前に警告したように、自宅軟禁のせいであらゆる病気に対する免疫力が大幅に低下している。先日、50万人がソーシャルディスタンスのルールを破って海岸に集まっているというニュースがあった。イギリスの保健大臣であり、永遠のベビーシッターであるマット・ハンコック氏は、ビーチを閉鎖すると脅し、警察官の中には逮捕をちらつかせる者もいると報じられた。

ソーシャルディスタンスは、ルールなのか、要請なのか、提案なのか、助言なのか、それとも法律なのか、誰も理解していないので世の中は非常に混乱している。ハンコック氏には全国のビーチを閉鎖する権限があるのだろうか？　警察官の数は足りているのだろうか？　警察官たちは暖かい日にふらっとビーチに来る50万人を逮捕するつもりなのだろうか？

いずれにせよ、海岸に押し寄せた人々を写している写真は、望遠レンズを使って撮影したものなので、実際よりも密集して見えるのは当たり前だ。俯瞰《ふかん》して見れば、きちんとソーシャルディスタンスをとっていることがわかると思う。それに、仮にソーシャルディスタンスが守られていなかったとしても、何が問題なのだ？　数か月間も続いた不健康なロックダウンを守っていたのだから、日光でビタミンDを合成するくらい許されるだろう。

ボーンマスでは、ビーチに人が殺到したため、緊急事態と判断したようだ。海辺の町なのでむしろ大歓迎かと思っていたが、そうではないようだ。ロンドンではデモ隊が大騒ぎをしているし、別の場所では銅像や公共物が破損されていたが、誰も緊急事態の判断をしなかったと記憶している。ボーイスカウトの創設者であり、ボーンマスの誰よりも世界に貢献しながら、おかしな短パンをはくという罪を犯してしまったロバート・ベーデン＝パウエル卿だが、その銅像を撤去しようとしたのは、ボーンマスの人々だということを忘れないでほしい。ベーデン＝パウエルの評論家は、彼がナチスのシンパであり、ボーイスカウトは「ヒトラーユーゲント」（訳注：1926年に発足したナチス－ドイツの青少年組織。ナチス政権成立後、法律で10～18歳の全男子を強制的に加入させ、ナチ教育と軍事教練を行った）に基づいていると批判した。だが、ひっかかるのは、ベーデン＝パウエルがボーイスカウトを設立したのはヒトラーがまだ少年だった1907年であり、ナチスが鉤《かぎ》十字を使う9年前にはすでに初期のスカウトバッジに鉤十字を採用していたことだ。きっと最近の評論家は時系列を気にしないのだろう。

いくつかの新聞には、海岸に捨てられたたくさんのゴミの写真が掲載されていた。私にはそれが〝やらせ〟に見えた。この時期にわざわざ外に出て楽しんでいる自分たちを恥ずかしいと思わせるために、指導者たちがわざと小さなビーチにゴミの山を置くぐらいのことはやりかねないからだ。いくつかのビーチを訪れて確認したが、どのビーチにもゴミは落ちていない。今、世界を動かしている人々は邪悪で、人を操り、ルールも境界もない。これまでいろいろなことをしでかしてきた指導者が、そんなことをしないと信じられようか？　組織的に行うのは簡単だ。

今は人々が楽しむことすら許されていないように思える。パブに新しいルールが適用されれば、ビールを飲みに行くことが運転免許試験を受けるのと同じくらい楽しくなるだろう。ダーツやビリヤードも禁止。クイズ大会も、ダンスも、歌も、立ち飲みも、大音量も、笑いも、ジョークも、生演奏もない。ドリンクは特別なアプリを使って注文しなければならず、参加者は全員、名前、住所、連絡先を入り口のゲシュタポ捜査官に伝えなければならない。パブの収入は減る一方なのに、国のルールを守るためには、あと3人はスタッフを雇わなければならないだろう。まずは、ドアの前に立って、名前、電話番号、住所を尋ねるスタッフ。そしてトイレの番人となり、使用後にトイレを掃除するスタッフ。さらに、みんなが静かに自分のテーブルに座っているか、動き回ったり騒いだりしていないかを見回るスタッフ。冗談ではなく、これは私たちが受け入れる新しい世界秩序なのだ。すべての楽しみを失い、私たちをうつ病や自殺、恐怖に陥れるプロセスの一部なのだ。心理学者が言う通り、私たちは憂鬱《ゆううつ》で恐怖を感じているときには、より従順になる。皆さんも動物園の動物たちを見たことがあると思う。動物園に閉じ込められた動物たちは、しばらくすると同じような毎日に慣れてしまう。個性や冒険心を失ってしまうのだ。そうして動物のふりをしたロボットのようになってしまう。

新型コロナウイルスのせいで、国中の議会が破綻していると言われている。何らかの形で莫大な財政的損失を出しているようだ。けれども、それは本当か？　そんなことが信じられるだろうか？　コロナがどのように彼らの収入にダメージを与えたのだろうか？

議会を運営する悪意のある愚か者たちは、公園やビーチに散歩に行く人たちを阻止するためにすべての駐車場を閉鎖したので、それも追い討ちになったのかもしれない。しかし、それを補うために駐車違反の罰金で大金を稼いだではないか。

政治家に膨大な給料と年金を支払っているために、議会はすでに破たんしていたのではないか？　そして、自分たちの欲や無能さを隠すために、新型コロナウイルスを便利な言い訳として使っていないだろうか？

果たして、そんなことがありえるだろうか？　私は以前から、議会は平均的な靴のサイズよりも低いＩＱの人々によって運営されていると感じていたが、最近起こったことを見ても、その考えは正しかったようだ。真実がどうであれ、新型コロナウイルスを口実にして、料金の値上げやサービスの低下が図られることは間違いない。

また、もう1つの嘘も噂になっている。

新型コロナウイルスに関する政府のルールに疑問を持つ人は、サイコパスだとみなされているのだ。これは研究に基づいた見解だとも言われている。私が目にした見出しの1つは「サイコパスの特性とソーシャルディスタンス・ガイドラインの非遵守性が関係している」というものだった。

この中傷キャンペーンの元となった長い論文を見てみると、著者が実際に出した結論は次の通りだった。

「この結論は、ウイルスを拡散するのは無責任で思いやりのない人々であることを意味するものではない（〝ではない〟という言葉には下線が引かれている）。この結論は、新型コロナウイルスに感染した人が不適応な特性を持っているということを意味するものではない（ここでも〝ではない〟という言葉に下線が引かれている）」

以上が、フェイクニュースの紹介だ。どこを見ても嘘がある。そして、こうした嘘はすべて、政府やその代理人が広めている。

ところで、社会を支配し、私たちを抑圧し、私たちのわずかな自由を取り除こうとしているのでなければ、なぜこれほどまでに彼らは嘘をつき、人々を不必要に恐怖に陥れようとするのだろうか？　今はひどい状況だ。それらはすべて、長い時間をかけて計画されたものだ。何が起こっているのかを見極めることができる私たちは、嘘を解き明かし、その背後にいる人々を特定しなければならない（ビル・ゲイツ氏だけではない。世界でもひときわ邪悪な人々のリストを作るとしたら、もちろん彼は間違いなくリストのトップランクに入るだろうが）。

恐れるべき黙示録は、新型コロナウイルスとは何の関係もない。憂慮すべきは、新型コロナウイルスに先立つ計画だ。新型コロナウイルスはこのような事態を引き起こすために意図的に作られ、拡散されたのだろうか？　それとも、単なる偶然の出来事なのか？　巨悪なディープステートの住人たちが待ち望んでいた、言い訳に使えるような小さな出来事だったのだろうか？　新しいウイルスはほとんど毎年のように発生している。今年も例年通り1種類はあるだろうと予想されていた。

こうした問いの答えはわからないし、今のところ重要ではないと思っている。私たちにはもっと緊急に心配すべきことがある。新型コロナウイルスを利用した犯罪の目的は明らかである。それは、私たちの世界と生活を乗っ取り、私たちの自由、権利、文化を破壊することである。

私たちは真実を伝え続けなくてはいけない。何が起きているのかを伝え、政府やマスメディアが何もかも嘘をついていることを多くの人々に理解してもらわなければ、未来は暗いものになるだろう。「私たちに未来はない」と言っても過言ではないと思う。

しかし、奴らはまだ勝っていないし、そうはさせない。

２０２０年７月１日

Chapter 10

餓死と凍死が待ち受けている

デマを先導する影のテロリストたちは、私たちに対して何をしているのか？　私たちを縛りつけ、恐怖に陥れて何を企んでいるのか？

ところで、彼らがこの詐欺に関して、キャッチフレーズを布教しようと熱心に取り組んでいることにはお気づきだろうか（私は新型コロナウイルスのデマを広める人々を「テロリスト」と表現することに熱心に取り組んでいる）？

テロリズムとは「政治目的のために脅迫や暴力を用いること」と定義できる。おそらくどこの国の政府も、自分たちで流行させたインフルエンザを恐れるように国民を脅迫している。くだらないルールに従わなければ、制服を着た男たちを送り込んで逮捕するぞと脅すなら、それは立派な暴力だと思う。

話を戻して、テロリストが理想とする世界を表現するために採用しているフレーズを紹介しよう。まず、「ニューノーマル」だ。しかし、これはむしろ「ニューアブノーマル」

と言うべきもので、私が普通だと思っていたものとは似ても似つかない。

私が軽蔑《けいべつ》するのは、言われるまま、何も考えずマスクをする人々や、他の市民と接触するリスクを気にしながら、道路にひょいっと飛び出してバスに轢《ひ》かれるような人々だ。

私は医師を辞めてから何年も経っており、医師登録も解除しているが、マスクをつけ、歩道や店でソーシャルディスタンス・ダンスを踊るような人を異常者と認定できるように、登録を再開しようかと考えている。マスクは人間性を奪い、人間としての品位も奪っている。最近見たもっとも悲しい光景の1つは、フェラーリのレーシングドライバーが2人並んで、誇らしげにマスクをしている場面だ。こんなもの、見ていられない。ファン・マヌエル・ファンジオも、スターリング・モスも、マイク・ホーソーンも、ジル・ヴィルヌーブも、皆バカみたいにマスクをしている。

もうすぐ、あちこちにできるという新しい予防接種センターの前でこう聞いてみたい。「すみませんが、どうしてマスクをしているんですか？」と。彼らはきっと、必要な枚数の素材を重ねたマスクの下で、何やら訳のわからない言葉をブツブツと話すだろう。どんなマスクにもウイルスを通すのに十分な大きさの孔《あな》があるが、そんなことすら知らない愚かな人々なのだから話が通じるはずもない。

私は精神衛生法の書類を取り出して、彼らを精神病院でのケアが必要な「長期有給休暇」に登録する。続々と送り込む人が出てきそうだ。

「グリーンリカバリー」政策は、私が時間があるときに宣伝しようと思っている「ピンクリカバリー」よりも面白くなさそうだし、黄色の斑点のある「パープルリカバリー」よりも意味がないように思える。あるレーシングカーチームが、環境に配慮していることを示すために車を緑に塗っていたが、私はそれ以来、グリーンリカバリーをあまり信用していない。3マイルごとに1ガロンを消費してグルグル走る車が、どうして「グリーン」なのか、私には理解できない。もしかしたら、彼ら独自の世界があるのかもしれない。メルセデス・フォーミュラ・ワン・チームは、今年、黒人との連帯感を示すために車を黒く塗っているようだが、正直、ペンキ塗装による宣伝効果を期待している偽善アピールに見えてならない。新しい塗装がアフリカの人々の生活向上とどんなふうに関係しているのかはわからないが、この車を運転するルイス・ハミルトンという若者が、黒人問題を解決するために何をすべきか積極的に発言していることと関係があるのではないかと思っている。もし彼が、きちんと税金を払って世界に貢献できるだけのお金を稼ぎ始めた途端に、モナコやスイスに逃亡することがなければ、私はハミルトンをもっと尊敬していただろう。それなりの額の税金を納めていなければ、社会問題に対する発言をする資格はない。ハミルトンは環境問題に熱心だと言っているが、車をグルグル走らせるために世界中を飛行機で飛び回っている。きっと有名人は皆、違う惑星に住んでいるのだろう。もしハミルトンが、イギリスの所得税を払う代わりに、年俸の半分をアフリカの貧しい人々に寄付していたなら、少しは称賛と尊敬を得られたことだろう。もしかしたら、すでにそうしているかもしれない。だが、きっと秘密にしたいのだろう。

それから「グレート・リセット」だ。これは基本的に、私たちにとって何が良いのか、何を食べるべきなのか、人生で何をすべきなのか、そしてもちろん、私たちが何を考え、何を信じるべきなのかを、ファシストのボスたちに決めさせることを意味している。世界を、私たちの人生を、心を、魂を、そして運命を支配するための戦争が起こっているのだ。

魂といえば、数か月前に新型コロナウイルスというインフルエンザが流行したとき、教会や大聖堂、モスクやシナゴーグを閉鎖することに驚くほど熱心だった宗教指導者たちに、私はとても疑問を感じている。このようなときこそ信徒が救いを必要としていると思わなかったのだろうか？　ほとんどの信徒は何年も前からソーシャルディスタンスをすでに喜んで実践しているので、たとえ理論的にはリスクがあったとしても、実際のリスクはなかった。つまり、単なる臆病さと無宗教的な自己保身で、救いが必要なときに何百万もの人を裏切ることになったのではないだろうか？　それとも、これまでの宗教が不適切で、場合によっては違法とさえされる「新しい世界」のために、私たちを順応させようとしていたのだろうか？

　選挙で選ばれてもいない人々（もっと言うと名前を聞いたこともない人々）は、私たちがしたいことを誰よりもよく知っているという理由で、私たちから選択肢を奪うだろう。かつて国民は、公約に基づいて投票し、政治家を選んでいた。当然、政治家が嘘をつくことや、公約があまり守られないことはあったが、一応は民主主義のようなものが存在していたため、政治家たちは嘘をつきすぎると次の選挙で落選することを知っていた。けれども今では、どうやら選挙で選ばれたわけではない人々が私たちの将来を決める権限を自分に付与したらしく、国民からの委任を受けずに支配を開始している。世界経済フォーラムとかいう集まりにいるチャールズ皇太子、ビル・ゲイツ、ジョージ・ソロスたちは、私たちにとって何が良いことなのかを決める権限を自らに与えた。私の考えでは、こうした人々は道徳心が欠如し、空っぽの魂には腐敗が焼き付けられている。「自分たちは正しい理由で正しいことをやっている」と思っているかもしれないが、実際は間違った理由で間違ったことをしている人間の集まりだ。

　世界経済フォーラムといえば、くだらないダボス会議（訳注：スイスのダボスで開催される世界経済フォーラムの年次総会。ビジネス、政治、アカデミアなどの社会におけるリーダーたちが連携することで世界情勢の改善に取り組むことを目的とする）で知られる。皆がヘラヘラと満足げに笑っていた、あの会合だ。しかし今、この組織も他の組織も真の姿を見せ、死闘を繰り広げている。死ぬのは彼らか、私たちか？　彼らにとっての真実とは、彼らが自己申告し、彼ら自身が望んでいるものだ。どれだけの人間が新型コロナウイルスを利用して、私たちを犠牲にしてまで利益を増やそうとしているのだろうか？　まるでルイス・キャロルの悪夢だ。常に恐怖を与えることで私たちを抑圧するというやり方は、ある意味あっぱれだ。非常に簡単なレシピであり、善良な人々には効果的だ。

石油の問題についても話そう。人為的に操作されたとも言える食糧不足は、我々が直面する将来の問題の1つだ。

新型コロナウイルスの犯罪は、今度は地球温暖化の犯罪に変わりつつある。この2つは切っても切れない関係にある。気候変動が原因で新型コロナウイルスが発生したので、気候変動対策に全力を尽くさなければならないということが言われているのだ。しかし「気候変動論は「でたらめ」な科学である」（59ページ）でも説明したように、この議論には科学的なエビデンスがないし、子どもじみたちんぷんかんぷんな主張であり、主に売名目的のセレブ、情報弱者、無学な人々によって叫ばれている。政治家、ビジネスリーダー、環境保護主義者たちは、経済を再構築する際には気候変動対策を最優先するよう要求し、高い倫理観をアピールし合っている。世界中の大多数の人々は、「気候変動」というナンセンスな言葉が、ただのナンセンスであることを認識している。これは邪悪な目的を持ったプロパガンダなのだ。

世界を支配しようとしている狡猾《こうかつ》な人々（敵ながらあっぱれ）は、チャールズ皇太子やスウェーデンのティーンエイジャー、そして数えきれないほどの無知な有名人たちを利用して、支配するための口実を手に入れている。

だから私たちは「石油などの化石燃料の使用をやめて、代替エネルギーに頼るべきだ」と言われ続けている。私が動画で説明したように、これはバイオマス、つまり木材にシフトすることを意味している。なぜなら、風力や太陽光では、気候変動論者が愛してやまないコンピュータや携帯電話を動かすのに十分なエネルギーを供給できないからだ。イギリスで使っているバイオマスは、アメリカで伐採された木を細かく切り刻み、ディーゼル船で大西洋を渡って運ばれてきたものである。

狂人たちは、石油が枯渇しつつあるということに気づいていない。ロシアと旧ソ連諸国がEUの石油供給の40％を担っているが、それも底をついている。アフリカでの供給も減っている。現在、地中深くで形成されている石油は5000万年後に手に入ると言われているが、人類がそこまで生きていられるかはわからない。

不足に拍車をかけているのは、大手石油会社が圧力をかけられて探査量を25％削減していることだ。当然、新しい油田など発見できない。

今後、数年の間に石油価格は再び高騰するか、あるいは、エネルギーシステムが崩壊することで、何百万もの人々が飢えたり凍死したりすることになるだろう。いずれかは必ず起こると思っている。まあ、それが彼らの望みなのかもしれない。

確かに、人口過剰や人口減少プログラムの必要性について語り始めた（選挙で選ばれていない）人々は、おそらくそれを望んでいるだろう。私たちの世界は、インフルエンザより安全なウイルスによって破壊されているし、常に嘘をつかれていること、食糧が意図的に破壊されていることを私は知っている。食糧供給に何が起こっているかについて知りたいなら、事実や真実があふれすぎていたためにユーチューブが公開を禁止した、私の食糧に関する動画のスクリプトを読んでほしい。タイトルは「なぜ、今、食料を備蓄しなければならないのか？（Why You Should Stockpile Food – Now!）」（スクリプトは第2巻に掲載）である。

すでに述べたように、エネルギー供給はすでに危機的な状態にさらされており、石油がなければ世界中で何億人もの死者が出ると言われている。大げさではない。石油をはじめとする化石燃料がなければ、農業や調理に必要な電力はほとんど供給されない。交通機関も止まるだろう。のどかな田舎でテント生活をし、政府の支給品をアテにして、農家の作物でも盗もうかと考えている変人にとっては、とても都合のいい話に聞こえるかもしれない。しかしそんな変人も含め、体の弱い人、高齢者、子ども、ほとんどの人は、石油がなければ凍死するか、飢えることになる。

また、電気自動車を愛してやまない利己的で貪欲な人々は（補助金のおかげで電気自動車のコスパが良いと主張している）、電気自動車がどのように作られていて、いかに地球温暖化を悪化させているかという事実をもう少し考えてみてはどうだろうか。電気自動車のファンは、電池に必要なリチウム、ロジウム、コバルトなどのレアアースが、ディーゼルやガソリンで動くマシンを使って地中から掘り出されていることを忘れてはいけない。電気自動車1台には、コバルトが10キロ、リチウムが60キロ必要だ。また、大量の銅も必要だ。

自動車業界ではすでに、電気自動車用のバッテリーを作るためのコバルトやリチウムの調達に苦労している。地球上に存在するこれらの資源は限られている。もちろん、配線に必要な銅も大量に必要だ。そして元素を採掘するためには、燃料を大量に消費するマシンが必要だ。

余談だが、コバルトの半分はコンゴ民主共和国で採掘されている。電気自動車のファンは、この国について調べてみてはいかがだろうか。電気自動車のバッテリーに使われるレアアースの多くは、7歳くらいの子どもたちが地面から掘り出している。聖なる電気自動車愛好家は、12歳未満の子どもたちに仕事を与えることができて、さぞ喜んでいることだろう。

電気自動車のバッテリーに必要な材料の価格は高騰しており、これは鉱山の枯渇を意味するが、愛好家たちは、どうやらまったく心配していないようだ。石油のようにコバルトやリチウムを地中に残そうという運動もしていない。

電力供給に話を戻そう。何が起こっても、来年か再来年には大規模な停電が発生すると思う。今から心しておいたほうがいい。発電機や長期の蓄電池はお持ちだろうか？　せめて、車のシガーライターで動くやかんを買っておけば、少なくともお茶や温かいスープを作ることができる。寒くなってきたら、ホットウイスキーもオツなものだろう。

2020年7月2日

Chapter 11

私たちは戦時下に生きている

先日、あるジャーナリストが「タンザニアの新型コロナウイルスの実態について記事を書くのは危険だ」と訴えている記事を読んだ。その理由は「この国の政府はメディアを黙らせているから」だそうだ。「世界のメディアがパンデミックについて報道しようとすると、不安を煽っていると非難され、政府からは戦争と言われてしまうのだ」と著者は嘆いていた。これを報じたのはイギリスの主要メディアだが、検閲や抑圧のひどい例であると非難していた。

笑う気力は少しばかりあったはずが、私もここ数か月ですっかり枯れてしまった。だがこの報道には笑うしかない。この記事にショックを受けた人は、もう少し身近なところに目を向けてみる必要があると思う。

現在、世界のどこにも言論の自由はない。例えばイギリスでは、政府が一切合切のメディアを所有しているようだ。「新型コロナウイルスは、人類の存続を脅かす致命的な殺人鬼である」という公式見解に疑問を呈する者は無視され、人々を脅かす弾薬として利用できそうな事件や提案は、ヒステリックな熱意によって宣伝される。

私がユーチューブの動画に多くの事実を盛り込むと、検閲官がそれを削除する。私は、ユーチューブのルールに反するようなことや違法なことを言った覚えはないが、これまでに5本の動画が削除された。私が苦情を申し出ると、彼らは2つの動画を元に戻してくれた。そのうちの1つは「コロナウイルス：なぜユーチューブは私の動画を削除したのか？(Coronavirus: Why did YouTube ban my video?)」という動画だった。彼らは削除するのが恥ずかしくなかったのだろうか？　ところで、動画のタイトルに「コロナウイルス」などの言葉を使わないようにすれば、削除される可能性が低くなることに気づいた。

事実を重視する者たちにとって、BBCは本当に悪夢のような存在だ。政府や欧州連合(EU)、もちろんゲイツ財団から資金を得ているBBCは、常に人種差別的で性差別的であると私は感じてきた。

『ウーマンズアワー』というラジオ番組があるが、『マンズアワー』という番組名を提案されたら、国営放送局は訂正を申し出るだろう。北アイルランドには、ラジオ・スコットランド、ラジオ・ウェールズという2つの放送局があるが、ラジオ・イングランドはない。

スコットランド、ウェールズ、北アイルランドはEUによってカントリーとして認められているが、EUはイングランドをいくつかの小さな地域に分割することを要求している。それが理由ではないだろうか。

BBCは、その憲章と国家的責任にもかかわらず、常に偏向しており、腐敗しているが、私が想像していた以上に、その道を進んでいるようだ。イギリス国民から莫大な受信料を巻き上げることだけに満足せず、BBCはひいきを望む人々から喜んでお金を受け取るようだ。EUからBBCに支払われている数百万ドルの巨額報酬については以前に書いたが、BBCがビル&メリンダ・ゲイツ財団を含むさまざまな寄付者からも巨額の報酬を受け取っているという話には、多くの人がショックを受けたことだろう（もちろん、BBCはゲイツに少しでも批判的なニュースがあれば、いつも「フェイクニュース」や「デマ」と表現するようだ。ビル・ゲイツ氏がBBCに崇拝されているように見えるのはきっと偶然だろう）。

忘れてはならないのは、BBCが長い間、ニュースを戦争の武器として使ってきたということだ。ゲッベルスは1944年に「イギリス人はニュースが武器になることを知っており、その戦略の専門家である」と述べている。すなわち、戦争における銃の代替物がBBCだったのである。

ジョージ・オーウェルはBBCで働いていたときに、「ニュースピーク」や「ダブルスピーク」を学んだと言われており、『1984年』に登場する「真理省」は、ポートランド・プレイスにあるBBCの建物をモデルにしたのではないかと言われている。

1953年、BBCはイランのクーデターにおいて、イギリスのプロパガンダキャンペーンの陣頭指揮を執り、「選挙で選ばれた」政府を転覆させた。また、BBCには批評家をブラックリストに載せて糾弾するという長い歴史がある。ただ、近年はその繊細さが少し失われているかもしれない。

オーウェルは、すべての正しい作家と同様に、犠牲者のために立ち上がり、弱者を守り、抑圧に反対することが作家の任務であることを知っていた。私は、巨大マーケットメディアが国民を裏切り、現在活躍しているコラムニストが党派的な路線に喜んで従っていることに愕然《がくぜん》としている。私は数年前にフリートストリートのコラムを辞めたので、堂々と批判できる。コラムを辞めたきっかけは、新聞社の編集者が、イラク戦争と大量破壊兵器に関するトニー・ブレアの嘘を批判する私のコラムの掲載を拒否したからだ。

私は作家として、ジャーナリストが政府のご機嫌取りのために編集者や経営者にひざまずいていることにうんざりしている。ジャーナリストは、犬のように振る舞い、街灯にすり寄るように政治家にすり寄ることを仕事にしている。

また、元開業医としては、不純な動機に合わせて科学が歪《ゆが》められたり、並べ替えられたりしていることにも愕然としている。実効再生産数（R）（訳注：1人の感染者から何人に感染が広がるかを示す指標）など無意味である。なぜなら、感染症において重要なのは、感染した人の数ではなく、その病気で死亡した人の数だからだ。そして、この病気（あまり名前を言いたくない。危険だとみなされ、また削除になる）は、インフルエンザと同じくらい致命的な病気ではないことを皆が知っている。

政府は今後、死亡者数を押し上げることが難しくなるだろう。彼らはすでに、介護施設の弱者である高齢者をすべて殺害し、65歳以上の高齢者を何千人も殺すことで高齢化問題を解決しているのだ。多くの医師は、死亡診断書を書くたびに「新型コロナウイルス感染症」と記載することにうんざりするようになるだろう。

次に、抗体検査について考えてみよう。このテストは（特に新型コロナウイルス感染症の症状が出てからの2週間は）、恐ろしく信頼性の低いものであると判明した。しかし、政府はこのテストを、ロックダウンを復活させる言い訳として利用している。彼らのやっていることは「邪悪」という意味では非常にお見事だ。数か月前、このデマが起こったとき、私は何人が感染しているのか、あるいは感染していたのかを調べるよう政府に求めた。それはごく当然なことだと思ったからだ。しかし、政府はこれを断固として拒否し、何かと新しい理由や言い訳を探している。私のお気に入りの言い訳は「犬が検査結果を食べてしまった」というものだ。その結果、より多くの検査が行われ、より多くの患者が発見されたので、より多くのロックダウンを実行することができたのだ。死者を増やす必要はない。この病気を社会の脅威にして、現代版「腸チフスのメアリー」（訳注：「腸チフスのメアリー」として知られるメアリー・マローンは、腸チフスの健康保菌者だった。自覚症状がなかったものの多くの人に腸チフスを感染させたとして隔離され、差別的な扱いを受けた）を再現したのだ。もし、ある地域で陽性者がたくさんいれば、罰として、そして見せしめとして、すべての人流や物流をシャットダウンすることができる。

この検査は、農場や食品調理工場などを閉鎖するために使われている。誤検出が多いことは気にしていない。食料不足を起こし、価格を押し上げるのは、私たちの未来、そして人口減少に向けた計画を進めるためだ。

こんなことを言うと変な感じがする。私は生粋の陰謀論者ではないが、今や陰謀論者のレッテルを貼られている。けれども、今では多くの人々が政府と、その不条理で不愉快な動機から来る美辞麗句を信じなくなった。ならば、政府こそが陰謀論者なのでないか。私たちではない。マット・ハンコックやボリス・ジョンソンこそが陰謀論者であり、あなたや私ではない。

政府は私たちを抑圧し、生活を困難にすることばかり考えている。「現金を使うな」というのはその典型だ。キャッシュレス社会への渇望は日に日に露骨になっている。お店やパブでは、現金を受け付けていない。現金での支払いがまるで命取りになるかのようだ。それなら「ドアノブや取手を禁止する」と言われたほうがまだ筋が通っている。また、ウイルスまみれのプラスチックのリサイクルボックスは、地球を救う「ふり」をするために推奨されているが、せっかくきれいに洗ったヨーグルトのパックも、回収後には燃やされているのだ。

3月だけでも、手数料無料だった1250台のATMが、自分のお金を銀行から引き出すだけで手数料を取るようになった。銀行は感染症を恐れるあまり、顧客に現金を提供するような業務に対処できないのだ。

イギリス人の5人に1人は（他の国でも同じような数字だと思う）、クレジットカードを持っていなかったり、信用していなかったり、ブロードバンドや携帯電話の回線にうまく接続できなかったり、もっぱら現金主義だったりするため、現金がないと何もできないということを、誰も気にしていないようだ。現金を使って、手に負えないほどの借金をすることはない。しかしクレジットカードを使えば、手に負えないほどの借金をしてしまうことがありえる。もちろん、現金には何らかのウイルスがつく。常にそうだ。だから、使った後は手を洗えばよい。

60歳以下の人や、小さな子どもや孫がいる人は本当に気の毒だと思う。世界を自分のものにするために、私たちの生活を支配しようとしている選挙で選ばれたわけでもない「自称」支配者たちが進める「ニューアブノーマル」……おっと「グレート・リセット」だが、私たちを追い込もうとするこの野蛮さを阻止できなければ、私たちに未来はないだろう。

どこを見ても操作がなされている。新聞もテレビも、スポンサーがいなければ何もできない。私の動画やサイトには広告やスポンサーが付いていないことを誇りに思う。

しかし、いたるところで驚きを感じざるを得ない。例えば、先日、ビル・ゲイツ氏のインタビュー記事を読んだが、これは奴隷のお金で設立された新聞『ガーディアン』に掲載されたものだった。このインタビューは「ナウ・ジェネレーション（Now Generation）」という記事の一部として紹介されていた。

新作映画やアルバムのプロモーションでもないのに、こんなにインタビューされている人物を見たことがあるだろうか？　この男の傲慢さ、虚栄心、自尊心には驚かされる。インタビューは「アフリカの若者ブーム：ビル・ゲイツを悩ませるもの」というタイトルで、執筆者はポリー・トインビーというジャーナリストだ。彼はゲイツ氏の故郷であるシアトルの中心部にある広々としたゲイツ財団の施設で、素晴らしい人物、ゲイツ氏にインタビューを行った。

宣伝文にはこう書いてある。「アフリカの安定が世界に大きな違いをもたらす。アフリカの若者の健康と教育に投資することが不可欠である」。

記事にはゲイツ氏が思慮深く、何かを心配しているような素敵な写真が掲載されている。もしかしたら、彼自身も忌々しいソフトウェアに悩まされているのかもしれない。

ゲイツ氏は「アフリカは1つの国ではなく、多くの国で構成されている」と語ったそうだが、きっと私たちが知らないだろうと思って親切に教えてくれたのだろう。ワクチン接種についてはあまり語られておらず、聖人伝のような内容になっている。最近の論争についてはまったく触れていない。吐き気を催すほどのおべっかばかりだ。トインビー氏はゲイツ氏に「なぜ直接個人にお金を配って、好きなように使ってもらわないのか？」という質問をしていない。「貧しいアフリカの人々の生活を向上させるために、なぜ道路や農場を建設しないのか？」ということや「人々が何を望んでいるかを決める権利を、いったい誰があなたに与えたのか？」とも聞いていない。

「ゲイツ氏は、アメリカ第一主義のナショナリズムや、ヨーロッパでの移民反対ポピュリズムに直面して弱ってしまった西欧の良心を蘇らせるために、もっとも効果的な方法を模索している。政府援助予算は右翼政治家やそのメディアから常に狙われているため、彼の寛大な精神が非難されている」とトインビー氏はまとめている。

しかし、この中でもっとも素晴らしいのは、最後の2行だ。そこには「本記事は、ビル&メリンダ・ゲイツ財団の協力を得て制作されたシリーズです」と書かれている。さらにリンクをクリックすると、次のように書かれている。「本記事は独立性を保つために、ガーディアンのジャーナリストが制作しています」。

なんてことだ。編集の独立性を保ちたいのであれば、ちょうちん記事なんて書かないほうが賢明だと思うのだが。いや、私が古い人間なだけかもしれない。

ちなみに、メリンダ・ゲイツ氏は「新型コロナウイルスのワクチンが到着したら、黒人が優先的に入手できるようにすべきだ」と発言したらしい。これは、最近のデモを意識しての発言だとは思えない。おそらくは、遅ればせながら「黒人のほうが新型コロナウイルスで死亡する確率が高い」という事実に反応したのかもしれない。

なぜ今頃になって気づいたのだ？　私は4月に出版した新型コロナウイルスについての本にすでに書いている。黒人の致死率が高いのは、人種的な差異というよりは、貧困や過密状態、併発疾患などが原因だとでも言いたいのだろうか？　誰かがきちんと調査したのだろうか？　私にはそう思えない。

あるいは、選挙で選ばれた政治家でもないリーダーたちが、ワクチンを与えたいがために、黒人たちに意図的に新型コロナウイルスを与えているのだろうか?

もし私が黒人代表なら、このことをよく調べてみようと思うし、世界の人口に関するゲイツ氏の発言や、ゲイツ財団に関連したワクチン接種プログラムについてのきな臭《くさ》い話を調べたいと思うだろう。ワクチンがどの程度テストされたのか、誰が作ったのか、死亡率はどの程度なのかということも知りたいと思う。なぜ億万長者のソフトウェアメーカーの妻が「誰がワクチンを接種すべきで、誰が接種すべきでないか」などを決めることができるのだ。

また、新型コロナウイルスの感染率が高い地域は、公害の被害が高い地域でもあるという話も出ている。たしかに汚染された空気を吸っている人は、呼吸器系の病気にかかりやすい。大気汚染が激しいのは、たくさんの人が密集して暮らしているからだ。感染症は、隣人から100マイル離れた場所に住んでいる人よりも、混雑した場所でより広がる傾向がある。だが、これらは私が「まったくくだらない、無意味な研究」と呼ぶものに分類されている。

さらに言うと、この犯罪の開始直後から私は、最近インフルエンザの予防接種を受けた患者に新型コロナウイルスの死亡例が多いのではないかと考えていた。何人もの医師が同じ質問をしている。

しかし、私の知る限りでは、この質問に答えようとした人はいない。そんなに難しい質問ではないと思うが。実際、医師は新型コロナウイルスの治療法や予防法を検討することには尻込みしている。以前の動画では、ヒドロキシクロロキンが誤って調査されたことを紹介した。

イギリスでは、私の知る限り、新型コロナウイルスの犯罪に疑問を呈したために医師登録を抹消された医師が少なくとも1人いる。先日、フランスの少数の開業医グループの話を聞いたが、彼らは抗ヒスタミン薬を使って新型コロナウイルスの重篤な症状を緩和しようとして、この3か月間、対照研究を行ってきた。

しかし、その医師たちは賞賛されるどころか、制裁や解雇をちらつかせられている。彼らの罪状は？　――メディアに接触したことである。

ビクトリア朝の小説家たちが好んで書いていた、暗く困難な時代がまたやって来た。マスメディアに真実はない。しかし、私の記事では見つけることができる。なぜなら私は広告やスポンサーを付けていないし、ゲイツ氏の邪悪財団から資金提供も受けていないからだ。

2020年7月2日

Chapter 12

「ちょっとチクッとしますよ」―ビル・ゲイツ物語（パート1）

ビル・ゲイツ氏は、慈善家として知られる。インタビュアーは、彼を聖人か予言者かのように扱っている。これは説明がつくことだ。なぜなら、ビル&メリンダ・ゲイツ財団は、多くのメディアと提携しており、とても寛大《かんだい》な精心で資金を提供しているからだ。イギリスでは、BBCやガーディアンがゲイツ財団の支援を受けている。

もちろん、ゲイツ氏は莫大な財産を使って、道路建設を支援したり、井戸を掘って土地や農場を改善したりするなど、非常にわかりやすく前向きな方法で貧困国を変えることだって可能だったはずだ。100億ドルを使って水の供給体制を整えれば、間違いなく多くの命が救われただろう。しかし、人の命を救うような実用的な支援だけでは、世界を簡単にコントロールすることはできない。ゲイツ氏は私たちの生活のあらゆる側面をコントロールしようとしているように思える。『博士の異常な愛情』のドクター・ストレンジラブと、『ジェームズ・ボンド』シリーズに登場する悪役、エルンスト・スタヴロ・ブロフェルドの奇妙なハイブリッドのようだ。

残念ながら、私はゲイツ氏のプロジェクトはどれも慈善活動とあまり関係がないと思っている。寄付とビジネスの垣根がないからだ。ゲイツ家の本当の目的は何なのか？　権力と暗黙の計画が絡んでいるのではないかと思わざるを得ない。

ゲイツ氏がマイクロソフト社のビジネスで大金持ちになったのは、彼の母親がＩＢＭ社の会長と知り合いで、ゲイツ氏にビッグチャンスを与えたからだと言われている。ゲイツ氏がビジネスのアイデアを盗んだという非難もある。個人的には、マイクロソフト社の登場によって、以前よりもはるかにストレスの多い、はた迷惑な世界になったと思うが、そのように世界を作り変えたことで、ゲイツ氏は金持ちになったと思っている。私の経験では、もっと使いやすいワープロソフトは他にもあったが、ゲイツ氏は冷酷な効率性を振りかざして対抗馬を排除してきた。ゲイツ氏のパートナーだったポール・アレン氏は、ゲイツ氏に騙されかけたことや、彼が金目当ての日和見的な振る舞いをしていたことを告発している。ゲイツ氏が登場する前は、ソフトウェアは無料で提供されることが多かった。ゲイツ氏は、パーソナルコンピュータの世界を独占し、それを利用して大金持ちになったのだ。マイクロソフト社が米国家安全保障局と非常に親密な関係にあることは、以前から疑問視されていた。

マイクロソフト社の大富豪は、純朴な田舎の少年として金持ちになったわけではないが、素朴な魅力を持つベテラン投資家のウォーレン・バフェットから素朴な振る舞いを学んだようだ。ゲイツ氏は自らを健康の専門家と称し、健康に関するアドバイスや予測を頻繁に行っている。彼のウイルスに関する専門知識はコンピュータに存在するウイルスのことだとばかり思っていた。ゲイツ氏は、全世界の人口のほとんどがワクチンを接種しない限り、正常な状態に戻らないと述べている。彼は大金を持っているし、金をばらまく傾向があるので、政治家や官僚、科学者は彼のアドバイスに耳を傾け、彼の言うことを受け入れ、ワクチン接種に関する彼のセリフを忠実にオウム返しする。

正式な医学教育を受けていない人が、世界に向けて健康に関するアドバイスを発信するのは普通ではないと思うのだが、ゲイツ氏は国連や世界保健機関（WHO）（非常に邪悪な2つの組織）に巨額の資金を提供するなどして、発言権を得ている。ビル&メリンダ・ゲイツ財団は、WHOへの寄付額が第2位と言われており、もしアメリカが寄付をやめれば、ゲイツ氏が最大の寄付者となるだろう。当然それだけ払えば、多くの権利や不健全な影響力を獲得できるだろうし、自分がいかに「信頼できる人物」であるかを世界にアピールできる。さらにゲイツ氏は、新型コロナウイルスが世界を変える絶好の口実になると考えている世界経済フォーラムにも関与している。このフォーラムには「グレート・リセット」と呼ばれる計画があるが、これは新型コロナウイルス以降に登場した他の計画と同様に、あらかじめ準備されていたように見える。

ゲイツ氏は、ロンドンのインペリアル・カレッジにも多額の資金を提供している。そう、ニール・ファーガソン教授のお勤め先だ。ご存知の通り、新型コロナウイルスに関するバカげた予測をしたのはファーガソンであり、その結果、ロックダウン、ソーシャルディスタンス、英米経済の破綻、介護施設での多くの死亡などが引き起こされたのである。ゲイツ氏はイギリスの現最高医療責任者であるクリス・ウィッティ博士の研究にも資金を提供している。さらにゲイツ財団は、国民の健康を守り、向上させるために存在すると言われている、英国保健省がスポンサーの政府組織「イングランド公衆衛生庁（ＰＨＥ）」にも出資をしている。驚くべきことに、ＰＨＥは予防接種に熱心なようだ。彼らの文書の中には「冷静に行動を。そしてワクチンを打とう」というスローガンが掲げられているが、これは控えめに言っても陳腐な言葉だと思う。

ゲイツ氏は「地球上の人口が多すぎる」と考えている人物であることを忘れてはならない。彼はこれこそが本当の問題であると考えているのだ。今も密かな情熱を燃やしているのだろうか？　誰にもわからない。ビル＆メリンダ・ゲイツ財団と金銭的なつながりのあるメディアは、難しい問題についてあれこれ質問をすることはほとんどない。

ゲイツ財団は、慈善活動を目的としているだけでなく、利益を上げることを目的としている企業にも投資しているという点で、奇妙な組織と言える。実際、この財団は非常にうまくいっているように見えるが、私には慈善事業というよりも、家族経営の投資信託のように思える。

ゲイツ財団は、相互に関連のあるプロジェクトや商業的利益が見込めるものに投資をしている。外部の立場から見ると、彼は人類を救うことよりも世界支配に興味があるように見える。現在、ゲイツ氏がお金を使って行っていることのほんの一部をご紹介しよう。

まずは、ワクチンの開発だ。ゲイツ氏がワクチンにこだわっていることについては、以前の動画でも紹介した。ゲイツ氏はワクチンに執着しており、今は最先端の技術を使ったワクチンを好んでいるようだ。彼は、実験段階のワクチンを何十億もの人々（理想としては地球上の全人口）に投与することに取りつかれている。比較的安全なワクチンでさえ、何千人もの死者を出したり、病気への罹患性《りかんせい》を高めたり、実際に感染症を引き起こしたり広めたりすることが知られているが、彼はそんなこと想像もしないようだ。もし思い当たる節があったとしても、それを過度に心配することはないのだろう。

ゲイツ氏は、表面的にはワクチン接種が地球上の健康問題のほとんどを解決すると考えているようだ。効果はあれども害などないと考えている。ゲイツ氏は、新型コロナウイルスの感染により数百万人の死者が出ると警告した後、「ほとんどの人がワクチンを接種するまで、我々は正常な状態に戻ることはできない」と述べている。「ワクチンを打つまでは決して自由ではない」というのが信条のようである。専門家の間では「ワクチンは見つからないかもしれない」という意見で一致しているようだが、当然のことながら、政治家も科学者もお金を持っている人には賛同するものだ。もし、ワクチンが見つからなければ、世界の多くの地域では、恐怖とソーシャルディスタンスが維持され、マスクやロックダウンが日常の一部になるだろう。それは、ゲイツ氏が望んでいることだろうか？ 支配欲の強い政治家や大企業はさぞ喜ぶことだろう。

ゲイツ氏は18か月間は人々にワクチンを打たないと決めている。当然ながら、世界の政治家や科学者（その多くはゲイツ氏に雇われている）は、資格もないのに強大な力を持つ「医者」に同意している。だから、人為的なロックダウンや、不必要なソーシャルディスタンスやマスクは、今後も継続されるのだろう。

ちなみに、私は通常、検閲されないように「ワクチン」や「予防接種」という言葉をできるだけ避けるようにしているが、今回はその言葉を使わないわけにはいかなかった。

ゲイツ氏は「地球上に人口が増えすぎている」と言いながら、アフリカの広範な地域でワクチンを接種することに熱心だ。矛盾している。子どもにワクチンを接種すれば、死者が減り、人口が増えるはずだが、どういうことだろう?

しかし、ゲイツ氏は「ワクチンを接種して子どもたちの死亡率が下がれば、母親の出産回数は減るだろう」と主張している。2人生き延びることを期待して8人産んでいる状況が、ワクチンで長生きするなら、3人産むだけで済むとのことである。「ワクチン接種で人口が減る」というのがどういうことなのかはまったくわからないが、ゲイツ氏がそう言うと、政治家も科学者もジャーナリストも抜け目なく同意し、財布の中身を見て賛同する。

この主張について、私は確固たる証拠を見つけることができなかった。ゲイツ氏が主張するエビデンスを除けば、「奇妙なこと」と「信じられないこと」と「希望的観測」が混じっているように思える。あまり指摘したくはないが、私は女性が子どもを産む数には宗教が関係していると思っている。例えばイギリスだと、イスラム教徒は平均3人の子どもを産む傾向があり、キリスト教徒は通常2人という数字が出ている。

もちろん、ゲイツ氏のワクチン計画を「世界の人口を5億人程度に減らすのが狙いではないか」と懸念する人たちもいるが、人口抑制に熱心な人たちの多くは、これを容認している。個人的には、未検証のワクチンを世界規模で使用することと、大虐殺との間に違いがあるとは思えない。私は古い人間なので、薬やワクチンが使用される前にきちんとした臨床試験が行われることを望むタイプだ。

また、インタビューではほとんど触れられないが、ゲイツ氏やWHOが推進しているワクチン接種プログラムの中には、非常に心配な話が出回っている。しかし、ゲイツ財団からの助成金やパートナーシップに援助を受けているメディアでは、これらの心配事は放送されていない。忘れてはいけないのは、メディアの大部分はビル&メリンダ・ゲイツ財団と密接な金銭的なつながりを持っていることだ。また、多くのサイトもゲイツ財団から資金提供やサポートを受けていることは間違いない。

ビル・ゲイツ氏のワクチンへの執着については「ちょっとチクッとしますよ」と題した2回にわたる連載の第2回で取り上げる予定だ。

今回は他にも触れておきたいトピックがある。まず、ゲイツ財団はモンサント社という会社に投資している。私は、モンサント社を地球上でもっとも邪悪な企業だと考えてきたが、それにはいくつかの理由がある。

モンサント社は長い間、遺伝子組み換え植物の開発をけん引してきた。私が調べた限りでは、これらの遺伝子組み換え植物は、長期的にどのような影響があるのか、きちんと検証されていない。数年後、作物にはどのようなダメージがあるのか？　作物は病気にかかりやすくなるのではないか？　遺伝子組み換え食品を食べる人にリスクはないのだろうか？

ここ数年、モンサント社は自社の種子を特許化するようになり、その結果、家族が伝統的に育ててきた作物から種子を取ってきた小規模農家は、それができなくなってしまった。この結果、何千人もの農民が自殺したと言われている。自分の作物から取った種を育てることさえ許されず、買う余裕もないのに種を買わなければならないのだから当然だ。この件については、これまでに何度も触れてきた。

また、モンサント社は「ラウンドアップ」という農薬を製造している会社でもある。これは効果があるのは間違いないが、厄介な除草剤であることも間違いない。残念なことに、ラウンドアップが、がんを引き起こすというクレームが相次ぎ、結果として12万5000件の訴訟が起きた。

2018年には、ドイツのバイエル社がモンサント社を買収した。バイエル社はモンサント社に630億ドルを支払い、さらにラウンドアップに関するクレームを解決するために109億ドルを支払ったと言われている。

現在のモンサント社の新しいオーナーであるバイエル社には興味深い歴史があり、ちょっと寄り道して話をする価値があるだろう。バーナードキャッスルへの寄り道のようなものだと思ってほしい。

1925年、バイエル社を含むドイツの有力企業グループが「IGファルベン」というカルテルを結成した。その目的は、化学、医薬品、石油化学などの主要産業で世界市場を掌握することだ。歴史を振り返ると、このIGファルベンの設立が、第二次世界大戦（およびそれに伴う残虐行為）、そして最終的には欧州連合（EU）に直結していることがよくわかる。IGファルベンは安価な労働力を必要としていたため、アウシュビッツに巨大な工場を建設し、奴隷労働者が大量に集められた。同社の製薬部門であるバイエル社は、囚人を使って新薬のテストを行った。また、IGファルベンは、ドイツ中の強制収容所で囚人を殺害するためのガスを提供し、巨額の利益を得た。

第二次世界大戦終了後、IGファルベンは4つの新会社に分割され、そのうちの1つがバイエル社であった。IGファルベンの全資産（悪名高いガスから得た利益を含む）は新会社に移されたが、その新会社はすべてIGファルベンの幹部によって管理・運営されていた。

つまり、IGファルベンは戦犯によって経営されていたにもかかわらず、誰も処罰されず、戦時中と同じような状況が続いていたのである。唯一変わったことといえば、レターヘッドが作り直され、新しく印刷されたことくらいだ。新会社は、戦時中には存在しなかった新しい会社であることを理由に、IGファルベンに対する罪を否定した。このような不名誉で身勝手な手段は、何の反論もなく受け入れられた。IGファルベンの傘下にあったバイエルは、強制収容所の犠牲者を実験や新薬のテストに使っていたが、この実験で得た利益はすべてバイエル社の手に渡った。

１９６０年代半ばになると、バイエル社はさらなる富を得て、力を持つようになったが、過去を恥じることはないようだ。実際にバイエル社は、ナチス党員のフリッツ・テル・ミーアという人物の80歳の誕生日に敬意を表して、２００万ドイツマルクの寄付金で財団を設立した（バイエルが財団の名前を変えたのは、それから20年後のことであった）。テル・ミーア氏がIGアウシュビッツ建設を監督し、１９４８年に戦争犯罪（大量虐殺を含む）で有罪となり、わずか7年の禁固刑を宣告されたことは、誰も気にしていなかった。当然、刑期は全うしなかった。もっとも邪悪なナチス党員であるフリッツ・テル・ミーアは、１９５０年に釈放され、すぐにバイエル社の取締役に再就任した。

以上が回り道だ。バイエル社は新型コロナウイルスのワクチンや治療薬を作るのだろうか？　それはわからない。だが、このバイエル社の製品を望む人などいるのだろうか？

要するに、人や地球のことを心配している人たちが、モンサント社やバイエル社にお金をつぎ込む理由がわからないのだ。多くの投資家は、人や環境に悪いことをしている、あるいはしたことのある「汚い」企業を避けようとするはずだが、ゲイツ氏はまったく気にしていないようだ。

しかも奇妙なことに、『ガーディアン』紙やBBC放送のインタビュアーには、ゲイツ氏に、邪悪どころか最悪の企業に投資することに抵抗がないのかを尋ねる人がいないのだ。ところで、BBCもガーディアン紙も、ビル＆メリンダ・ゲイツ財団のパートナーであり、財団から資金を受け取っていることをお伝えしただろうか？　ガーディアン紙といえば、奴隷制から得た資金で設立された聖なる組織だ。

さらに、ゲイツ氏は、地球温暖化を食い止めるために太陽光を遮断しようとしているハーバード大学の科学者に資金を提供している。

この話を聞いたことがない人は、ちょっと立ち止まって考えてみてほしい。太陽の光が地球に届かないように、何百万トンもの粉塵《ふんじん》を成層圏に散布したいと考えているのだ。これは800機以上の大型航空機で、数百万トンのチョークの粉を地球の12マイル上空から毎日散布して太陽の光が届かないようにするというものだ。熱気球を上げて大気中に粉を放出するという計画もある。

これにはいくつかの問題点があることはご存知だろう。

そもそも、地球温暖化が実際に進行しつつあり、単なる自然現象ではないということを誰も証明できていない。これから地球は冷えていく段階に向かっていると考えている科学者もたくさんいる。また、ゲイツ氏の資金や彼に資金提供を受けた科学者によって空から粉塵がまき散らされることで、干ばつやハリケーン、大量の死者が出ると懸念している人もいる。地球を冷やすために大気を変化させると、予測できない影響が出る可能性があることはすでに明らかだ。１８１５年には、火山の噴火によって作物の不足や疫病の流行が起きている。世界の人口を減らそうとしている人にとっては、こうした災害はラッキーなのかもしれない。

しかも、８００機の大型航空機が毎日離陸し、12マイル上空まで飛行すると、航空燃料が大量に必要となるが、誰もそのことをゲイツ氏に指摘しない。何の粉塵をまくつもりなのだろうか？　カルシウムという説もあるし、バリウム、アルミナ、ストロンチウムが使われるかもしれないという話も聞いたことがある。それが何であれ、空気の質が向上するわけもない。要するに、これは世界の人口を保護するためではなく、気候変動という名目で、人口を削減する行為に思えるのだ。

ゲイツ氏は蚊の遺伝子組み換えを行っているOxitec社という会社にも資金を提供している。このプロジェクトはアメリカで認可されており、２０２２年には遺伝子組み換えの蚊が発表される予定だ。これの何がいけないのだろうか？　私にはわからない。誰にもわからないと思う。しかし、息を呑《の》むほど危険と思える理由は思いつく。おまけに蚊が媒介するワクチン研究の話もある。

ゲイツ氏は、培養した乳腺細胞から母乳を作るプロジェクトにも資金援助を行っている。これは傲慢の極みではないかと思う。なぜゲイツ氏は自然の倫理に手を出したがるのだろうか？　女性の体は完璧な母乳を作り出している。代用品は必要ない。発展途上国に粉ミルクを導入しようとしたときには、大失敗しているではないか。女性たちは自然な母乳をやめて、欧米の女性のように人工的なミルクを使うように言われた。しかし問題は、粉ミルクに混ぜるための水が汚染されていることだった。結果、多くの赤ちゃんが亡くなった。ゲイツ氏が女性や赤ちゃんを助けたいのであれば、自然な母乳育児を奨励したほうがいいに決まっている。

そろそろパターンが見えてきただろう。ゲイツ氏は、典型的なマッドサイエンティストだ。彼は、科学者が自然の摂理に手を出せば万事解決できるという考えを信じきっているようで、しばしば地球温暖化を口実に実験を進めている。彼はあたかも物事にどう対処すべきかを神よりもはるかによく知っているかのように振る舞う。人類にとって必要だろうと勝手に判断した実験のために金をつぎ込んでいる。

さらに、ゲイツ氏は偽装肉の開発に資金提供をしている。太陽光を遮断するなどのプロジェクトによって伝統的な農業は破壊されてしまうので、偽装肉は大いに役立つだろう。

ビル＆メリンダ・ゲイツ財団は、農薬産業を支援する「コーネル・アライアンス・フォー・サイエンス」にも資金を提供している。これらはすべて、小規模農家の力を奪い、大規模な化学企業に権力を与えるものだと私は考えている。ゲイツ氏のプロジェクトは自然農法にダメージを与え、一方で実験食品や人工母乳への投資は、間違いなく大きな利益を生むものになるだろう。

また、ゲイツ氏は財団を通じて、マイクロチップを利用したバイオメディカル、トラック＆トレースシステム、暗号通貨などの決済取引システムにも投資している。ゲイツ氏は、昔ながらの現金よりもデジタル決済システムを好み、IDシステムや健康パスポートにも熱心に取り組んでいるようだ。これらのシステムは、人々を監視し、税金を払わせ、ゲイツ氏が承認した予防接種を受けているかを確認するのに適していると説明している。彼はおそらく私よりもトランスヒューマニズムに熱心であると言ってもいいだろう。

「ID2020」という組織があるが、この組織は強制的な予防接種プログラムや追跡プログラムにかなりの熱意を示しているようだ。2016年以降、ID2020はデジタルIDを推進している。このプロモーターやパートナーは、ゲイツ氏に富を与えたマイクロソフト社や、製薬会社とビル＆メリンダ・ゲイツ財団を結ぶ「GAVIアライアンス」などである。ゲイツ財団の目的の1つは、もちろん、ワクチンの開発や監視に投資することだ。「安心、安全なデジタルアイデンティティが可能になり、すべての人が等しく権利や機会を得る世界が構築されること、そして、そのために必要不可欠な基盤を提供できることを想像するとワクワクする」と彼らは言う。

もし私がビル・ゲイツ氏を信頼していたら、もう少し熱心に聞いていたかもしれない。だが、ビル・ゲイツ氏に私のアイデンティティを託すよりも、ドナルド・トランプに私の財布を託すほうがまだマシだ。

ゲイツ氏(あるいはゲイツ財団、マイクロソフト社)は、顔をスキャンし、ID認証をすることで、仕事や旅行の効率化を図るアプリの開発を進めているOnfido社にも投資している。新型コロナウイルスの予防接種を受けたという「医療証明書」を体内に注射するという提案に、ゲイツ氏が反対するとは思えない。

他には何があるだろうか?

パーブライト研究所では、家畜の感染症を研究している。この研究所は、政府の資金提供を受けていると同時に、慈善団体でもあるという不思議なハイブリッド組織の1つだ。すでに予想しているかもしれないが、この主な出資者はゲイツ財団だ。ゲイツ氏が家畜を研究する機関を支援していることには少し驚いたが、この研究所が新型コロナウイルスに関する特許を欧州特許庁に申請していると聞いて納得した。大企業がよくやっていることだが、どうやら研究機関も同じらしい。なぜ新型コロナウイルスに関する特許を取ろうとするのか不思議だが、きっとワクチンには役立つのだろう。

また「感染症流行対策イノベーション連合」、通称ＣＥＰＩ（Coalition for Epidemic Preparedness Innovations）という団体もある。これは、ノルウェーと日本の政府、ウェルカム・トラスト財団、世界経済フォーラム、ゲイツ財団が２０１７年にダボスで立ち上げたものだ。ドイツ、オーストラリア、イギリスからは多額の税金が投入されている。ＣＥＰＩの目標の１つは、未知の病原体に対する迅速なワクチン開発に活用できるプラットフォームの開発である。ＣＥＰＩの理事会には武田薬品工業のワクチン事業部の社員がいて、科学諮問委員会にはもちろんファイザー社の社員がいる。ＣＥＰＩとグラクソ・スミスクライン社は提携を発表したが、これは素晴らしいことだ。ＣＥＰＩはインペリアル・カレッジとも提携しているが、そこはニール・ファーガソンの勤務先であり、ワクチンに関する研究が行われているところだ。皆さんはファーガソンを覚えているだろうか？　彼の誤報のおかげでロックダウンやソーシャルディスタンスが導入され、この不幸を終わらせるために国民がワクチンを切望するようになったのだ。そういえば、ＣＥＰＩはＧＡＶＩアライアンスとも連携している。これについては「ちょっとチクッとしますよ」のパート２で触れようと思う。

GAVIアライアンスは、世界中の子どもたちを識別し、登録する取り組みを発表している。健康に関する国際的な専門家ゲイツ氏が、こうした組織とどのように付き合っているのか、私にはわからない。CEPIの会議に出ているのか、GAVIアライアンスの会議に出ているのか、それとも会計事務所でお金を数えているのだろうか。いずれにせよ、素敵な億万長者氏がたくさん助けてくれるのだろう。もちろん、ゲイツ夫人も。

ゲイツ氏は、自らの財団を通じて、あらゆる場所で支持と影響力を金で買っているが、私の見解では、至るところで被害を与え、人々の懸念を増大させている。この行き着く先がワクチンである。ゲイツ氏の物語は、過去と未来のワクチン抜きにしては語れない。ゲイツ夫妻のワクチンへの執着については、次のパートでさらに詳しく説明する。ビルとメリンダにとってはそうではないのかもしれないが、私には明らかに不健康な執着のように思える。発展途上国の人々にとってもあまり健康的ではないと思うし、先進国の私たちにとってもおそらく健康的ではないだろう。

新型コロナウイルス事件の後「いつになったら日常に戻れるのか?」という質問に対して、ゲイツ氏は「地球上のほとんどすべての人が新型コロナウイルスのワクチンを接種したとき」と答えている。彼はワクチンを最終的な解決策として嬉々として語っている。だが、不都合なことに、多くの専門家は「ワクチンの製造は難しいのではないか」と疑っている。「ワクチンの製造には通常、何年もの時間が必要だ」と指摘する人もいる。テストが不十分なのに、そんなに早くワクチンを作ってしまったら、世界的に壊滅的な結果を招くのでないかと心配している医師は私だけではない。70億もの人々に実験的なワクチンを投与することは、未曾有《みぞう》の災害を引き起こす可能性があるように思えるのだ。美辞麗句を言わないときのゲイツ氏は、このリスクを認識しているのか、ワクチンを製造・販売する企業に対して法的な補償を行うことを主張している。これは言い換えれば、ワクチンを打って死亡したり、脳が破壊されたりしても、自己責任だということだ。我々への補償などは期待しないでほしい。アメリカでは、2020年2月から製造・販売業者が免責を得ている。この免責が医師や看護師にも適用されるかどうかはわからないが、その点は心配しておいたほうがいいだろう。患者は私の動画「剝製《はくせい》になりたくない人へのアドバイス(Advice for anyone not wanting to be stuffed)」をご覧になってほしい。

パート2は、さらに素晴らしい内容になっている。削除されたり、なぜか消えてしまったりした場合に備えて、すぐに見てほしい。ユーチューブは、WHOのアドバイスに反していると判断した動画を削除すると発表した(WHOは考えをコロコロと変えるので難しいところではあるが、まあよしとする)。WHOへの資金提供者の1人は、またもや、ビル&メリンダ・ゲイツ財団である。

万が一、動画が削除されたとしても、私のサイト（www.vernoncoleman.com）でスクリプトを読むことができるので安心してほしい。

２０２０年７月３日

Chapter 13
「ちょっとチクッとしますよ」―ビル・ゲイツ物語（パート2）

ビル・ゲイツ氏非公認の物語「ちょっとチクッとしますよ」のパート2にようこそ。当然のことながら「ちょっとチクッとする（Just a Little Prick）」という言葉は、注射をするときに聞く言葉であり、決して侮蔑的な意味ではない。誓ってそうでない（訳注：Prickにはチクリとするという意味の他にも、嫌な奴、愚劣な奴という意味がある）。もしゲイツ氏に対して失礼なことをしたら、気つけ薬をかがせられた彼の子分たち（ガーディアン紙やＢＢＣ）が、ムクムクと起き上がってくるだろう。

パート1では、ゲイツ氏の人脈、願望、投資について少し触れた。そしてゲイツ氏とその妻の初恋の相手がワクチンであることも明らかにした。猫が好きな人、山登りが好きな人、競馬が好きな人、いろいろな人がいる。しかし、ビル＆メリンダ・ゲイツ夫妻はワクチンを愛している。世界中の人に注射をしたい彼らにとって、ワクチンは世界8番目の不思議のようなものなのだろう。彼らが新婚旅行で、ワクチン製造工場や、アフリカの小さな子どもたちの予防接種の様子を見学していたとしても、夜にワクチンの入った小瓶を眺めてヨダレを垂らしていたとしても不思議ではない。クリスマスには、珍しいワクチンでも贈り合うのだと思う。

ゲイツ財団と、世界のワクチンや予防接種とのつながりを解明するのには、何週間もかかり、頭が痛くなってきた（頭痛のためのワクチンが存在しなくてよかった）。ビル＆メリンダ・ゲイツ財団は近年、数多くのパートナーシップ提携を展開しているが、その1つがＧＡＶＩアライアンスと呼ばれる組織である。ＧＡＶＩアライアンスは、ビル＆メリンダ・ゲイツ財団、世界保健機関（ＷＨＯ）（ビル＆メリンダ・ゲイツ財団から多額の資金提供を受けている）、世界銀行、その他さまざまな団体がパートナーシップを組んでいるという点で特異である。

例えば、ＧＡＶＩアライアンスは、グラクソ・スミスクライン社（ＧＳＫ）やファイザー社など、世界的に有名で、卑劣で、評判の悪い多国籍製薬会社と親密なパートナーシップを結んでいる。驚くことではないが、「国境なき医師団」はＧＡＶＩアライアンスを批判している。ビル＆メリンダ・ゲイツ財団と手を組んだ多国籍製薬会社がワクチン価格を高く設定し、ＧＡＶＩアライアンスが大企業に資金を補助していると言うのだ。ＧＡＶＩアライアンスの目的の1つは、ワクチンの健全な市場を創ることであると言われている。

ゲイツ氏がいくつもの多国籍製薬会社と密接な関係を持っていると聞いても、もう誰も驚かないだろうが、彼の投資方針が非常にアバウトであることには大なり小なり皆さんも驚くのではないだろうか。一方で、悪名高きギャング、アル・カポネが尻尾を巻いて逃げ出すような評判の良い製薬会社を見つけるのはかなり難しい。製薬会社と一夜を共にすれば、朝起きたときに、ちょっとした引っかき傷やかゆみがあってもおかしくはない。

以前の動画「あなたの命を預けられますか?」(68ページ)の中では、GSKが近年行ってきた悪事について説明し、「もしGSKが人間であれば、再犯者と呼ばれるに等しい」と指摘した。彼らは保護観察官と定期的に会う必要がある犯罪者だ。GSKは世界最大級の製薬会社だが、GSKがスプーンメーカーだったとしても、よっぽどのことがなければGSKのスプーンは買わないと思う。

2014年にGSKは中国の裁判所から贈収賄の有罪判決を受け、4億9000万ドルの罰金を科せられた。裁判所はGSKの中国担当の元責任者に執行猶予付きの実刑判決を下し、他の幹部にも執行猶予付きの実刑判決が言い渡された。悲しいことに、GSKがやらかした「どうしてこうなった?」的なミスは、中国に限ったことではない。他にもいくつか紹介しよう。

2009年にカナダでは、5歳の女の子がH1N1インフルエンザの予防接種を受けた

5日後に死亡し、その両親がGSKを420万ドルで訴えた。両親の弁護士は、連邦政府が国民に予防接種を受けるよう強い圧力をかけていたため、適切な臨床試験が行われず、すぐに薬が承認されたと主張した。

2010年、GSKはパキシルと呼ばれる薬に関するクレームで1・14億ドルの支払いを行った。また、アバンディアと呼ばれる薬に関する訴訟では解決金5億ドルを支払った。

2011年、GSKは2億5千万ドルを支払って5500件の死亡・傷害請求を解決し、さらにアバンディアという薬に関する将来の訴訟や和解のために64億ドルが必要になった。

不正行為、不当表示、安全性データの報告義務違反などの告発も見てみよう。

2012年、GSKは2種類の抗うつ剤の不当表示や、糖尿病治療薬の安全性データを米国食品医薬品局（FDA）に報告しなかったことなど、連邦政府の犯罪行為に対して罪を認めた。同社は、小児のうつ病治療薬であるパキシルを違法に宣伝したことを認め、30億ドルの罰金を支払うことに合意した。GSKは、米国司法省との間でも民事裁判の和解を成立させている。30億ドルの罰金には、他6種類の医薬品を不適切に販売したことによる民事上の罰則も含まれる。「あなたの命を預けられますか？」と題した私の動画には、面白い内容が詰まっているのでぜひご覧になってほしい。

他にもGSKについて知ってほしいことがいくつかある。まず、GSKはワクチンに関しては世界でもトップクラスの稼ぎ頭だ。2010年には、スウェーデンとフィンランドで、H1N1インフルエンザワクチンを接種した子どもにナルコレプシー（過眠症）が発生したという報告があるが、安全性に関する問題がすべて公表されたわけではないと言われている。

アイルランドでは、パンデミックが下火になり、インフルエンザの研究者、政府、産業界、メディアが描いた大惨事とは程遠いことがわかっても、政府はワクチン接種を呼びかけ続けている。あるアイルランド議会の議員は、アイルランドの首相にこう言った。「ヘルス・サービス・エグゼクティブ（HSE）は、GSKが製造したパンデムリックスの購入を決定し、これが危険で、十分テストされていないと知っていたにもかかわらず、配布を続けた」。

「数学的モデリング界のエディー・ジ・イーグル」と呼ばれるニール・ファーガソン教授（ただし無邪気で愛らしい魅力には欠けている）は、H1N1インフルエンザによる死亡者数がイギリスだけで6万5000人に上ると言っていた。だが、実際の死亡者数は457人で、感染者の死亡率はわずか0・026%だった。これもファーガソンの失態の1つである。いろいろな意味で、失態は彼の得意分野のようだ。

次に取り上げたいのが、イギリスの主席科学顧問のパトリック・ヴァランス卿だ。イギリスの新型コロナウイルス対策やワクチン計画において、重要な役割を担っていると思われる。ヴァランスは、2006年から2018年までGSKに勤務している。退職時には取締役会や経営チームの一員だった。先ほど述べた罰金や裁判などの出来事は、ヴァランスがGSKの幹部として働いている間に起きたものだ。

GSKやアストラゼネカについては「あなたの命を預けられますか?」という動画を見てほしい。動画が消えてしまった場合は、いつものようにwww.vernoncoleman.comでスクリプトを見てほしい。

もう1つ、言い忘れていたことがある。GSKは、国民保健サービス(NHS)を騙したとして3760万ポンドの罰金を科せられたこともある。ヴァランスはこのことをどう思ったのだろうか?

ビル&メリンダ・ゲイツ財団もファイザー社と提携しているが、正直言ってファイザー社の実績はたいしたものではない。もしあなたがそこで働いていたとしても、人には言いたくないはずだ。税務署で働いているとか、銀行強盗で生活していると嘘をつくほうがましだろう。イギリスではファイザー社がNHSに2600%の過剰請求をしたとして84 20万ポンドの罰金が科せられていた。アメリカではファイザー社が医薬品の誤情報を流し、医師にキックバックを支払ったとして23億ドルの罰金を科せられている。普通であれば評判を気にして、こういった企業への投資を避けるのではないだろうか？

しかし、ビル・ゲイツ氏は、この小さな不正行為を気にしていない。何かそうする必要でもあるのだろうか？　彼の有能な広報チームは、彼の後光を修復し、磨き上げるのに余念がない。彼のパートナーであるメディアや放送局が、わざわざゲイツ氏に恥をかかせるような指摘をして、経済的に有利な関係を損ねるとは思えない。彼がメリンダ（ゲイツ元夫人）と設立した財団は、世界のメディアに多額の投資をしているし、親愛なるパートナーたちにも多額の現金を提供していることは忘れてはならない。そういえば、ＢＢＣと『ガーディアン』紙という聖なる組織は、ゲイツ財団と提携している。

ゲイツ氏が予防接種の問題点を知らないはずがない。なぜなら、ゲイツ氏の財団にもちょっとした過ちがあるからだ。それについては、他の動画で紹介している。

インドでは、ゲイツ氏が資金提供したワクチンプログラムをめぐってトラブルがあった。政府の調査によると、このプログラムは「観察研究」であり、接種者の人権を侵害し、副作用を適切に報告しなかったとされている。このようなことは、製薬会社がよくやることだ。国会の調査によると、ゲイツ氏が出資している「保健医療適正技術プログラム」は、ＧＳＫとメルク社（こちらも製薬会社）に「健全な市場」を確保するための計略だと言われている。

インドの著名な編集者は「アメリカの組織がインドに進出するために不正な方法を用いたことはショックだ」と述べている。「インド人がモルモットにされている」という批判もあった。

アフリカでは、ゲイツ氏が資金提供した髄膜炎ワクチンのプロジェクトによって500人もの子どもたちが発作や痙攣《けいれん》を起こし、身体が麻痺《まひ》したと報告されている。インドでは、ポリオワクチンを接種した結果、49万人以上が半身不随になったと報告されている。恐ろしいことに、ポリオ発症の80％はこのワクチンによるものだと言われている。

「ゲイツ財団は、大手製薬会社の利益のために公衆衛生を乗っ取っている」という不満も出ている。財団と製薬会社との関係は尽きることがないようだ。答えのない問題が山積みである。

ゲイツ氏は以前から「世界の人口が増えすぎている」と主張しており、それゆえゲイツ財団は、年間300万件以上の人工妊娠中絶を行っている非営利団体「マリー・ストープス・インターナショナル」に資金を提供したり、アフリカで妊娠中期の中絶実験を行っている「ジニュイティ」という慈善団体と連携したりしていると言われている。

しかし、ゲイツ氏が何より興味を持っているのはワクチンである。危険性が指摘されているにもかかわらず、熱心なゲイツ氏はワクチンを積極的に支持しているようだ。ワクチンには危険性があることを知っているはずなのに、不思議なことに心配しているようには見えない。彼はワクチンの話をするとき、自分で何を言っているのかわかっているのだろうか？　私には、彼がリスクとメリットの割合を意識しているとは到底思えない。

私が読んだインタビューでは、ゲイツ氏は「70億人が新型コロナウイルスのワクチンを接種した場合、ウイルスによる被害者は70万人になる」と言っていた。もちろん、多くの死者が出る可能性もあるが、ゲイツ氏はそのような話はしたくないようだ。また、70万人に副作用が出るとも言っているが、このことは、まるでちょっとした痛みや発疹《ほっしん》の話のように片付けている。

そうとは限りませんよ、ゲイツさん。

私は50年以上にわたってワクチンについて研究し、執筆してきたが、ワクチン接種による副作用は人生を変えてしまう。例えば、ワクチン接種の第一段階が終了した後に、70万人もの重度の脳障害者が出る可能性だってある。ゲイツ氏は、脳に損傷を受けた人がどうなるか、本人だけでなくその親族がどれほど悲惨な状況に置かれるかを理解しているのだろうか？

もちろん、ゲイツ氏がワクチンの対象としている新型コロナウイルスでは、私が以前から言っているように、通常のインフルエンザよりもはるかに少ない死亡者数しか見られない。いったい何がしたいのだろうか？ 誰が何のために何をしているのか？ 誰が利益を得ているのか？

さて、製薬会社は儲かっている。それも莫大な金額だ。ビル&メリンダ・ゲイツ財団は、世界の医療を強力にコントロールしている。そうして、かつてないほど強大になり、彼らにとって重要な目標やアジェンダを実現できるようになっている。彼らはどこに行っても王族のように扱われる。そして、ビル・ゲイツ氏自身も、10年前よりも豊かになったと言われている。実際、ゲイツが10年間推進したワクチンにより、彼の個人資産は2倍の100億ドル以上になったと言われている。

しかし、もしゲイツ氏がこれほどの大金を稼がず、寄付をばらまいて影響力を買っていなければ、誰もが彼を笑い、無視し、あるいは変人として見下していたのではないか。彼には秘密のアジェンダでもあるのだろうか？ 人口過剰を心配しすぎて、おかしくなったのだろうか？ 優生学に対するゲイツ家の関心は、ゲイツ財団の目的にどれほどの影響を与えているのだろうか？ お金持ちの中には、お金を使って素晴らしいことをしている人がたくさんいる。しかも彼らは世界や人々の生活を変えようとはせずに行動している。

ゲイツ氏は大学を中退し、家庭用冷蔵庫と同じくらいの価値の医学位も持っていないが、なぜか救世主とみなされ、予防接種に関する彼の見解は、まるで石板に刻まれて高みから伝えられたかのようにありがたく扱われている。ゲイツ氏は私たちが持っているものを欲しがっている。ゲイツ氏は、無知であり、妄信的であり、傲慢であり、非常に危険な人物だ。きっと彼は良いことよりも悪いことをしているし、これからもそうするだろう。

まだまだ奇妙なジョークは他にもある。私は医学的な訓練を受け、半世紀にわたってワクチンや予防接種について研究してきたのにもかかわらず、私の疑問、慎重な見方、主張を裏付ける医学的・科学的な証拠の提示を求める意見は退けられている。それどころか誹《ひ》謗《ぼう》中傷され、悪者にされ、変人として排除され、荒らしの標的にされ、疑問を持ちすぎだと悪者にされ、あまりにも多くの真実を暴露して「コミュニティ」を脅すため、フェイスブックの危険人物とみなされているのだ。

ワクチン接種に対する私の懐疑心や疑問はさておき（しつこいが、研究の結果、ワクチンは無知な支持者が保証するほど安全でも効果的でもない）、私は新型コロナウイルスワクチンの安全性について深く懸念している。ビル・ゲイツ氏が推進している新型コロナウイルスワクチンを受け入れた人は、自分自身を守るために保護措置を取るべきだと思う。ワクチンを自分の子どもに接種させる親がいないことを祈る。ワクやっつけ仕事で作られたワクチンを自分の子どもに接種させる親がいないことを祈る。ワクチン接種を信じる人たちは、ワクチンの安全性と有効性を徹底的に検証し、すべてのテスト結果を公開することを要求すべきだ。

しかし、このような状況にも明るい一面がある。ゲイツ氏の人生を描いた映画が作られるときは、ぜひ『ちょっとチクッとしますよ』というタイトルを使ってほしい。ワクチン接種に人生を捧げる男にはぴったりの言葉だと思う。

2020年7月4日

Chapter 14

裏で糸を引いているのは誰だ？

日本では、政府が2020年のオリンピック開催を進めたいがために、適切なロックダウンが行われなかった。憲法の問題もあって、日本政府には国を閉鎖する権限が与えられていなかったのだと思う。

日本政府はあまり検査をしていなかった。そして新型コロナウイルスに感染していると思われる人たちを隔離することに集中した。これは感染症対策の典型的な方法である。感染した患者を隔離する。健康な人たちを隔離することはない。

日本は他の国のマネをしなかったので、日本での新型コロナウイルスによる死亡者数は増えるのではないかと思われた。しかし、そうではなかった。現在までの日本人の新型コロナウイルスによる死亡者数は977人だ。1000人にも満たない。

日本の人口は1億2600万人で、イギリスの人口のちょうど2倍である。イギリスでの死亡者数は4万4000人と言われている。我が国での集計方法については誰もが知っていると思うが、ケアハウスでの死亡者数だけでも、日本全体の死亡者数をはるかに超えることは間違いないだろう。

ロックダウンやその他の法的手段は、科学的、医学的根拠があるというよりも、不必要で、残忍で、政治的な動機によるものだということは明らかだ。これ以上、証明する必要があるだろうか？

統計によると、死亡率はどこでも下がっている。新型コロナウイルスによる死亡ケースのほとんどが介護施設で発生しているが、死亡者はすでに数々の深刻な障害を抱えていた老人たちなので、新型コロナウイルスによる影響力ではもはやないだろう。世界的に見ても、死亡者の大半はすでに病気の80歳以上の人たちであった。さまざまな病気にかかっていた80歳以上の高齢者の多くはすでに死んでしまい、二度と死ぬことはないだろう。

もし、コロナが再発して、致命的な第2波が起こるとしたら、私はそれが人為的でないとは思えない。次に第2波が起きるとすれば、別のウイルスが利用される可能性もあると思っている。

一方で、私たちの世界は日に日におかしくなっている。これが単なるインフルエンザのような病気であれば、私たちは皆、通常の生活に戻ることができる。どこのバカがこんなにひどい状態にしたのか？　私たちは、適切な調査を要求することができるし、そうすることで大勢の人が詐欺罪で起訴されることだってあるかもしれない。もし誰かが、あるものをないもののように装ってあなたのお金を盗んだら、それは詐欺だ。尋問され、説明責任を果たすべき人たちが何人もいるはずだ。実績のない1人の数学者の予測が、なぜこれほど重要視されたのか？　また、英国陸軍の第77旅団の役割は何だったのか？

今でも民主主義を取り戻すことができるのなら、これらの疑問に答える必要があるだろう。しかし、そう簡単にはいかないかもしれない。なぜなら、これは単なるウイルス感染の話ではなく、背後で多くのことが起こっているからだ。

政府は今後、より多くのテストを行い、より多くの困った状況を見つけ、地域や町を閉鎖するだろう。そしてスマートフォンを駆使して人々を追跡し、私たちはまるで21世紀のナチス・ドイツのような生活を送ることになるのだ。

ついでに言えば、現金を使うべき理由はここにある。「政治的」インフルエンザの症状が出ている人と接触したという客の5分後に、あなたがクレジットカードで買い物をした場合、追跡装置のターゲットにされてしまうからだ。クレジットカードを使用していれば、追跡は容易だ。

マスクの着用を求める声は急速に高まっている。アメリカの一部の地域では、マスクをしていないと食品店に入ることができない。テキサス州では、知事が州全体に行政命令を出し、ほとんどの人に屋内外でのマスクの着用を義務づけている。スコットランドでは、7月10日からマスクの着用が義務化される予定だ。おそらく、7月9日の深夜に新型コロナウイルスの性質が変わるような出来事が起こるという意味だろう。マスクの着用は、いくつかの例外と5歳以下の子どもを除いて義務化されるようになる。

しかし、研究の結果からもわかる通り、マスクを着用すると血中酸素が減少し、あらゆる種類の健康問題を引き起こす可能性がある。米国疾病管理センター（ＣＤＣ）が発表した数字によると、肺炎、インフルエンザ、新型コロナウイルスによる死亡者数が増加するにつれ、総死亡者数は減少しているそうだ。実際、総死亡者数は減っている。考えられる唯一の説明は、新型コロナウイルスやインフルエンザで死亡したとされた人々の多くが、他の年だったら心臓病、肺疾患、がんなどで死亡したと言われていただろうということだ。年末になるまで正確に数字を比較することはできないが、２０２０年に亡くなる人の総数は、２０１９年に亡くなる人の総数とあまり変わらないという統計予想が出ているようだ。

私は危機的状況にあると主張している人たちに対して、非常に寛大に、公平であろうと努力している。

次に述べる数字を見てほしい。第10週を比較すると、２０１９年の死亡者数は５万８４

90人だったが、2020年の同週の死亡者数は5万4157人だった。第15週を比較すると、アメリカでは、2019年の死亡者数は5万5477人だったが、2020年には4万7574人となった。

これらの週はランダムに選んだものだが、パターンは明らかで、2020年にアメリカで死亡した人数は、2019年のアメリカの同時期に死亡した人数よりも少ないのだ。しかもこれは、病院も経済も閉鎖されたパンデミックの最中の数字である。

イギリスでは、ルールを理解することすら不可能だ。美容院やパブは営業しているが、病院の一部はまだ閉まっている。公式のスポークスマンが何を言ったかは知らないが、実際に閉鎖されている。ゲームセンターは入れるが、ボウリング場はなぜか入れない。

ソーシャルディスタンスがいつから6フィート6インチになったのか、いつから3フィート3インチになったのかはもはや覚えていない。政府は税金を無駄にしただけでなく、新しい規則、規制、ガイダンスを際限なく導入して、国民に許されているごく一部の自由をどのように使うべきかを示唆している。繰り返しになるが、警察が施行し、罰金や懲役の対象となる規則、規制、ガイダンスは、すなわち「法律」である。

ゾンビたちはそれでも必死にルールを守ろうとする。まるで権限を持った被害者のように、言われたことを忠実に守り、目を覚まして真実を知った人には罵声や脅迫を浴びせる。

あまり賢くはないが、奴隷のように従順だ。彼らは規則を破っていると思われる人を見かけたら、すぐに警察に通報する。強制収容所にいれば、良い警備員になれただろう。

強制収容所の警備員といえば、大きな店舗だと、客にルールを守らせるよう指示されたスタッフが、空虚な表情を浮かべ優越感すら漂わせている。虎の威を借りて楽しんでいる人にとっては自然なことで、個人的な責任感を持つことなく楽しむことができる。

私の頭の中は疑問でいっぱいだ。いったい何人がこのことを知っているのだろう？　どれだけの人が、私たちの未来を決定づける秘密を握っているのだろうか？　なぜ当局は、人々が笑顔になれることを何でもかんでも禁止するのだろうか？　海岸やパブに行くことがある種の国家犯罪となるのであれば、私たちの生活は脅かされることになる。これが「市民の義務」と言われたら、思わず叫んでしまいそうだ。

誰が学校を開くことができない、あるいは開くべきではないと委員会を説得したのか？　私立学校の31％が1日4時間以上のオンライン授業を提供しているのに対し、公立学校ではなぜわずか6％なのだろうか？

ボリス・ジョンソン氏のアドバイザーであるドミニク・カミングス氏は、2020年末の退任後、何をしようとしているのだろうか？　何かを企んでいるのだろうか？　ビル&メリンダ・ゲイツ財団に就職するのだろうか？　それとも他の計画があるのか？

なぜイギリスは100億ドル相当の人間と動物の血液を輸入したのか？　そんな量を何のために？　ちょうど2年前、政府は「イギリスで血液を自給できる」と言っていた。その血液はどこから来ているのか？　そしてどこへ行くのか？　そしてその理由は？

一時的に停止または短縮されたサービスのうち、騒ぎが収まった後に通常に戻るものはあるのだろうか？　いや、聞くまでもない質問だ。私はその答えを知っている。なぜ英国政府は、小口投資家や公務員年金を持たない年金受給者を潰そうと必死になっているのだろうか？　配当金が支払われなければ、年金基金は年金受給者に資本金から支払わなければならなくなる。それが最終的にどんな意味を持つのか、私たちは皆知っている。

騒動はいつ頃計画されたのか？　3月に可決されたコロナウイルス法案は、350ページを超えるものだった。20分でサッと書ける量ではない。何が起こるかこそわからなかったものの、明らかに何年も前から予定されていたことである。この計画には長い時間が費やされている。誰がそれを計画したのか？　そしてその理由は何か？

ワクチンがもうすぐできると言われている。通常は新しいワクチンができるまでに15年かかるが、なぜか数か月で完成した。おそらく臨床試験の一部は省略されている。そしてこのワクチンは、地球上のすべての人に提供されることになる。

ワクチンはどのように義務化されるのだろうか？　ワクチンを受けた人は、誇らしげにタトゥーを入れるのだろうか？　ワクチンを拒否した人は、不浄の目印をつけなければならないのだろうか？　黄色い星でも服に縫い付けられるのだろうか？

なぜ新型コロナウイルスは、「ブラック・ライヴズ・マター」のデモに参加する人々には感染しないのに、ビーチやパブにいる人々には感染する危険があると言われるのだろうか？　なぜ「ブラック・ライヴズ・マター」のデモに参加するのは合法なのに、サッカーの試合やクリケットの試合を見るのは違法なのだろうか？　デモではウイルスに感染しないが、スポーツ会場では感染するとでも言うのだろうか？　いったいどういうことなのだろうか？　なぜ店を開くのは違法で、デモ隊が店を破壊したり略奪したりするのは合法なのか？

世界がひっくり返ったかのようだ。警察は、「守り、仕える」というスローガンを「処罰し、奴隷化する」というスローガンに変えてしまったのではないか？　何千人もの特権階級、独善主義者、エリート主義者、無教養な人たちは、これからの未来のことを心配すべきときに、なぜ私たちの歴史をゴミ箱に捨てろと言うのだろうか？　誰が糸を引いて、彼らの曲に合わせて私たちを操り人形ように踊らせているのだろうか？　これはどこで終わるのだろうか？

つい先日、ロサンゼルス（語源は「天使の街」）では、親が新型コロナウイルスの陽性反応を示したため、裁判所が子どもを引き離した事件があった。親は子どもを預ける手配をしていたのだが、裁判所は親から子どもを取り上げたのだ。そのうち親たちは自分の子どもを守るために、検査を避けるようになるのではないだろうか？　どれだけの人が荒野に逃げ込み、自給自足の生活を送るのだろうか？

非常識で忌まわしい狂気は、もう十分だ。あまりに度が過ぎている。もはや、精神異常者が精神病院を占拠したというレベルではない。非常に危険な囚人が刑務所を占拠しているような状況だ。

2020年7月5日

Chapter 15 「あなたは戦争で何をしましたか?」

世の中には、根拠のない奇妙な主張や考え方がたくさんある。主張、反論、ナンセンスのドロ沼の中で自分の道を切り開くのはかつてないほど困難になった。もちろん根本的な問題は、新型コロナウイルスが突然「ばあ!」と現れたときから、政府や公的「っぽい」機関が嘘をつき、騙し、操作してきたことである。

真実は、風とともに去りぬ。政府は嘘をつき、真実を歪め、もし命令に疑問を抱けば、法の全権をもって我々を脅迫してきた。私は長い間、医療関係の記事を書いてきたので、政府や公的機関が真実を隠し、事実を弾圧し、間違った方向を向くように私たちを騙し続け、無意味なことばかり言うという事実にはかなり慣れている。そんな私でもこのようなことは知らなかった。

最近では、世界の政府やグローバル組織がわざわざ人を雇ってまで、気に入らない情報を(真実かどうかにかかわらず)削除し、恐怖とともに混乱や困惑を広め、誤情報を掲載して人々を誤解させ、致命的な罠《わな》に導いている。英国政府は、英国陸軍の一部である第77旅団にまで市民を監視させ、政府路線を守らせている。いったい何をしているのだろうか？　たとえ真実であっても政府の方針に合わないものは削除し、正確な情報を提供する人を嘲笑したいのだろうか？　政府は私たちの税金を使って、間違った情報やフェイクニュースを流しているのだろうか？　私にはさっぱりわからない。これが第77旅団の目的なのか？　彼らは真実を抑圧し、議論を抑圧することで、自分たちや家族の命を危険にさらしていることに気づかないのだろうか？

ユーチューブは現在、世界保健機関（WHO）の見解に反対する医師や科学者を検閲する方針だ。WHOの見解を正確に把握することが困難であることはさておき、このような不確かな組織を全面的に信じることは恐ろしく思える。WHOは、何十億もの市民の人権を奪うことになった検疫や監禁を推奨した。これからもWHOの政策は、新型コロナウイルスよりも多くの死をもたらすだろう。

BBCは、今ではいわゆる「恐怖ポルノ」の普及に夢中になっているようだ。つまり、政府のプロパガンダを利用して人々を恐怖に陥れ、現在流布している常軌を逸した考えに服従させるのだ。政府のアドバイスは定期的に変わるので、メディアのアドバイスも変わる。その結果、混乱が生じ、ますます困惑することになる。例えば、マスクは着用すべきだろうか？　もしそうなら、誰が、いつ、どこで着用すべきなのか？　イギリスの放送監視機関であるOfcomは、新型コロナウイルスに関する衛生当局の助言に疑問を呈したり、主流メディアの助言に対して信頼を損なったりするような発言を放送する場合には、細心の注意を払わなければならないとメディアに勧告している。

保健機関やメディアの情報源の大部分は、新型コロナウイルスに関して最初からずっと間違ったことを流している。国民は公式に真実を聞くことすらできないのである！

私は自分がソーシャルメディアに関わっているとは思っていない。ただの引退した医師であり、作家でもある。だからこう発言することができる。私は世界各国の新聞社やテレビ局で幅広く仕事をしてきたが、最高の研究者、ライター、放送局は現在、主流メディアではなく、インターネットメディアで活動している。大手マスコミは恥ずかしい存在だ。ウイルスの問題は、政府に雇われている人も含めて、私たち全員にとって重要な関心事だ。紙媒体も放送も、主流メディアは政府や民間組織によって買収されてしまっている。新たな見解を提供したり、政党の発言に疑問を呈したり、論争になるような問題を議論したりすることは禁止されている。もはや言論の自由はない。

そして、事態は日に日に悪化している。数多くの民間圧力団体や慈善団体などが、自分たちが受け入れられないと考えるコンテンツを、インターネットや主流メディアから排除することを常に要求している。また、気候変動説に疑問を呈する者を黙らせようとする圧力団体もある。主流メディアはすでに黙らせられており、圧力団体はさらに、インターネットの風紀委員たちに、自分たちの意見に合わない動画や記事を削除するよう求めている。彼らはこれが検閲とは思っていない。自分たちの思い通りになり、反対者を黙らせることができると考えているのだ。

これは、ある朝ムッソリーニが朝食を食べながら「他にすることがないからファシズムでも始めるか」と思いついて、以来、ファシストたちが行ってきたことである。驚くべきことに、大手広告会社もこの活動に参加している。彼らもまた、自分たちの方針に合わない情報は弾圧してほしいと思っている。少し前には、フォルクスワーゲン社が不正な排ガス検査を行い、何百万人もの人命を危険にさらしたことがバレた。その結果、インターネットの取り締まりの一環として、同社の広告が取りやめになるというおかしな光景が見られた。もしフォルクスワーゲン社がこのような行為をやめないのであれば、私はビートルがアドルフ・ヒトラーによってデザインされたことを世界に向けて発信したい。

ゲームの流れが変わった。いちばんの問題は、言論の自由を抑圧し、議論を封じ込めることで、より多くの陰謀論、より多くの誤情報、より多くの混乱を招いたことだ。私がこ こ1〜2日で読んだ記事の中には、控えめに言っても驚くべきものがあった。しかし、フィクションから真実をひも解くのは非常に難しい。数週間前に「deagel.com」というサイトで、2025年の予測を見つけた。このサイトによると、2025年までにアメリカの人口は3億2600万人から9900万人に減少し、イギリスの人口は6500万人から1400万人に減少するそうだ。また、中国とロシアの人口は現在とほぼ変わらないが、ドイツの人口は8000万人から2800万人に、オーストラリアの人口はわずか5年で2300万人から1500万人に減少するという。

これらの数字は驚くべきものであり、恐ろしいものでもある。ページの下には、CIAや国連、国際通貨基金（IMF）などさまざまな機関から得た情報であることが記されている。いったい何が起こっているのか？　真実なのだろうか？　私にはわからない。だが、これは数ある謎の1つに過ぎない。

この2025年の予測はどれくらい正確なのか？　あなたの推測は私と同じくらい正しいだろう。もしCIA、国連、IMFが本当にこの数字を提供しているのであれば、彼らは明らかに我々が知らないことを知っている。ノーベル文学賞を受賞した『ペスト』の著者、アルベール・カミュは、「ペスト（疫病）に対抗する唯一の手段は正直であることだ」

と書いている。もちろん彼が描いたのは別の疫病のことであり、架空のものだが、今日でも心に響く。

問題は、真実を抑圧すると、謎《なぞ》や陰謀が繁栄する真空状態が生まれることだ。私たちは、国に言われた通りに行動し、それに反対する人を信用するなと言われている。隣人を信用せず、嘘つきを信用せよと言われている。私たちは市民権や自分らしさ、神が与えた自由をすべて失い、言論の自由までも失った。

真実を隠し、議論を禁じた権力者や当局は、陰謀が育つような環境を意図的に作っているのではないか。そう考えざるを得ない。もしかしたら、私たちを混乱させたいのかもしれない。誤った情報を与えて恐怖感を煽りたいのかもしれない。誤報を利用して、真実を伝えようとする人たちの信用を落とし、政府の公式発表でないものはすべてフェイクニュースだと決めつけたいのかもしれない。

公式見解に疑問を呈するすべての人々を黙らせるまで、いったいどれほどの時間がかかるのだろうか？　私にはわからない。私ができることと言えば、何が真実で、正直で、正確なのかを伝えるために、情報の深い森を通り抜ける道を探し続けるということだ。

もし私が考えを改めるような情報を発見したら、その理由を皆さんにお伝えする。現在の私たちは、警察業務を担当する人たちが、私たちの心をプロパガンダで支配しようとしている世界に住んでいる。おそらく彼らは、人々が奇妙な主張をするのを奨励して、すべてを抑制することを望んでいるのだろう。そうして「皆さんを守るためにそうしているのだ」と言うのだ。

もちろん、これは戦争で起こることと同じだ。常に言われていることだが、戦争の最初の犠牲者は「真実」である。真実がこの戦争の初期の犠牲者であることは間違いない。政府と主要メディアがそうしたのだ。

繰り返しになるが、もう一度言う。私たちは戦争のさなかにいる。悲しいことに、私たちは自分たちの政府……いや世界のほとんどの政府と戦っているのだ。第三次世界大戦は始まっている。そして、多くの人々（ゾンビたち）が開戦に気づく前に終わってしまうだろう。

こんなことになるとは、誰が想像できただろうか？　私たちは皆、同じ質問に答えなければならなくなるだろう。

「あなたは戦争で何をしましたか？」

２０２０年７月７日

Chapter 16

どちらを向いても狂気

どちらを向いても狂気しかない。高級紙や雑誌には、ステイホーム中の経験を綴《つづ》ったジャーナリストの記事がたくさん載っている。あんなに勇敢だったジャーナリストたちが、バカバカしいオンラインパーティーや、愚かなダンス、読んだ本、見た映画、学び始めた外国語についての記事を書いている。彼らは新型コロナウイルスについて、まるで冒険のように書いている。週末のキャンプや、友達とのお泊り会のように。

彼らは、特権的かつ少し愚かな目で世の中を見つめている。もうすぐすべてが解決して、素敵なレストランでの夕食や劇場での夜を楽しめるようになると思っている。だが、ここにいる私たちには、そうは思えない。目が覚めると、何か悪い夢でも見ていたのではないかと思うのだが、そうでないことに気づくと、まるで恐ろしいSF映画の中に生きているかのような気分になる。

昨日、知り合いのがん患者が「本当はがんが脳に転移しているのではないか？　誰も真実を教えてくれていないのではないか？」と心配して言っていた。この悪夢が真実であるはずがない。彼女は自分が致命的な交通事故に遭ったのではないか、実は煉獄《れんごく》の中にいるのではないかと思うことがあるそうだ。

気持ちはよくわかる。私もときどき、この卑劣な世界的な陰謀から逃れる唯一の方法として、自殺を考える人がどれほどいるのだろうかと考えることがある。この世界乗っ取り計画の報道は恥ずべきものだ。マスメディアは買収されており、恐怖心を煽り、混乱から抜け出す唯一の方法としてワクチンを望むよう煽っている。ＢＢＣがプロパガンダマシンなのは知っていたが、他のメディアもこんなに安く買収されるとは驚いた。そして今、自由と真実のために戦っている私たちは、自分たちの軍隊とも戦わなければならない。

金色に輝くビルマ神話のライオンが誇らしげな第77旅団のメンバーは、私たちに起きていることが、自分たちにも降りかかるとわかっていないのだろうか？　医療サービスや学校は破壊されている。親や祖父母は殺されている。彼らも確実に、インフルエンザと大差ない病気のために、試験が不十分なワクチンを受け入れざるを得ないだろう。

マスメディアは、ロックダウンが終了すると、「小売店の売上が回復した」と嬉々として発表した。想像してみてほしい！　店が再開し、人々が外出できるようになり、インテリたちは小売店の売り上げが上がったと喜んでいるのだ。

パブやホテルも再開しようとしているが、あまりにも不条理なルールを押しつけられているため、もし私がパブやホテルを経営していたとしたら、廃業して別の仕事を探すだろう。そのような業界を存続させるには、ソーシャルディスタンスのルールを3フィートにしなければならないが、それでは十分とは言えない。パブでは交通監視員のような人が巡回するようになり、ソーシャルディスタンスがきちんと守られるようになるだろう。だが、誰がそんな仕事をしたいのだろう？

パブで飲みたい人は、携帯電話のアプリから飲み物を注文するように言われる。これで政府はあなたの注文を知ることができる。アプリというものをまったく知らないような人であれば、アプリを使わなくて済むかもしれない。レストランでは、使い捨てのメニューを用意し、品数を減らし、ビュッフェ形式は禁止となり、ウェイターは頻繁に手を洗わなければならないので、10月までには世界的な水不足が起こるだろう。

ホテルでは、ルームサービスで食事を注文してもらうようになる。ドアの外に置いてもらえば、食べる頃にはほどよく冷めているだろう。ああ、なんと楽しい休日だ。おめかししてディナーを楽しむのが好きな人たちや、ディナーのために豪華な服を着るのが好きな人たちにとっては気の毒なことだ。おしゃれをしてベッドに座って食事をしても楽しくない。今後、電車はどのようにしてソーシャルディスタンスを保つのだろうか？

運輸省によると、イギリスでもっとも混雑していた列車は、ロックダウン前の時代に平均1579人の乗客を乗せていたサットン発ルートン行きの17時11分の便だった。もし、すべての乗客が2メートルの距離を保たなければならないとすると、列車の長さは1マイル（1・6キロ）になり、80車両が必要になる。

銀行は午前10時から午後2時までしか営業しないようだが（おそらく新型コロナウイルスの活動時間外に合わせたのだと思う）、きっと私たちの生活を悲惨なものにするよう全力を尽くしているのだろう。バークレイズ銀行では、硬貨での支払いを拒否しているという報告をいくつか聞いた。現金は合法通貨なので、受け取らないのは違法行為だ。鼻持ちならない窓口係に小銭の受け取りを拒否された人は、その名前と支店長の名前を聞いて、イングランド銀行、国会議員、警察、その他思いつく限りの人に報告するべきだ。

どこを見ても狂気に満ちている。シティー・オブ・ロンドン自治体は、新型コロナウイルスに感染した遊泳客に人工呼吸をするのは勘弁とばかりに、ハイゲート池での遊泳を禁止した。だが、若くて健康なライフガードにどんな危険があるというのだろうか？

アメリカの一部の地域で起きているように、デモ参加者からは警察の解散や資金援助打ち切りを求める声が上がっている。このような要求をしている人たちは、そんなことをすれば戒厳令になってしまうことを知らないのだろうか？　戒厳令がどのようなものかを理解できないのだろうか？　それとも、それが望みなのだろうか？

インドでは、4月だけで1億2200万人以上が職を失った。カタールでは、公共の場でマスクを着用しないと、3年の懲役刑が課せられる。またパナマでは、ロックダウンによって外出できるのは男女別に1日おきとされているが、トランスジェンダーの市民はどちらの日も外出できないと不満を持っている。こんなことを小説に書いたら、読者から石打ちの刑に処されるだろう。

近所の理学療法科は3か月間閉鎖されている。近所の美容院は2週間後に開店するが、理学療法科はいつ再開するかわからない。いったいどういうことなのだろう？　ジャーナリストたちは、公衆トイレがほとんど閉鎖されていることに便乗し、逮捕されずに公共の場でおしっこをする方法について書いている。どうやら法律の肝《きも》は、一般人を脅かさないことのようである（個人的には、マスクをしている人におしっこをかけるのはまったく問題ないと思う。彼らはゾンビであって人間ではないのだから……）。

海辺の町は、今回の事件で完全に滅びるだろう。ホテルや民宿が空になると、店やカフェ、アイスクリーム屋さんにお客が来なくなる。慈善団体が運営している店までもが閉まっている。ほとんどの海辺の町は、クリスマスまでにゴーストタウンになってしまうのだろう。

どこを見ても、政治家、公務員、マスメディアは、恐怖を広めるのに忙しい。洗脳に関する動画の中でも言及したが（スクリプトは第1巻に掲載）、英国政府に与えられたガイダンスの中では「個人的に脅威を感じていない人が、まだかなりの数いる」と指摘されているのだ。

これは私たちのことを言っている。私たちはまだまだ個人的な脅威を感じていない。なぜ、そんなに怖がってほしいのだろうか？　何か下心があるのだろうか？　私が3月に「デマを広める理由の1つは、強制的な『何か』への準備をさせるためではないか」と指摘したのは正しかったということだろうか？

恐怖のプロセスの中で行われた効果的で臨床的な閉鎖は、最大の被害をもたらすように設計されている。私たちはストレスを感じると、コルチゾールというホルモンを分泌する。ストレスが多いと、体内のコルチゾールも多くなる。何が起きるのかというと、体内のコルチゾールが多い患者は、穏やかでリラックスしている人よりも、新型コロナウイルスで死ぬ可能性が高いのだ。もちろん、病気を抱えた高齢者や体の弱い人は、いずれにしても死ぬ可能性が高いし、ストレスの影響をもっとも受けやすい。

ほら、思った通りだ。政府が意図的に私たちを怖がらせている理由は、私たちの体内にコルチゾールが増えることを知っているからだ。コルチゾールが増えれば、併存疾患を持つ患者を追い込むことを知っているからだ。

これもある意味、大量殺人の一種だが、もう誰もそんなこと気にしていないようだ。先日公園で起きた殺人事件は大騒ぎになった。新聞はそのひどい話を一面に掲載した。しかし、この数か月に捨てられ、殺された何万人ものお年寄りについては、何の記事もない。

考えてみると、何年も前からこの乗っ取りは計画されていたのではないか？　私がまだ若く、無知だった頃は、医師、看護師、医学生を対象とした講演会によく招かれたものだ。BBC、ITV、海外の放送局でテレビやラジオの番組も数多く担当した。しかし、私が少しずつ経験を積み、知識を身につけ、権力者に疑問を持ち、専門家として言ってはいけないことを言い出し、しかもそれが正しかったという評価を得るようになると、途端に依頼が来なくなった。

誤解しないでほしい。私はもうテレビやラジオに出演したくないし、医師向けの講演会もしたくない。しかし、独創的な考えと経験の蓄積が、これほどまでに権力者を脅かすものなのかと少し心配になる。また、メディアに関与している若い医師たちが、成功するには体制側や公式路線に従うことがいちばんだと思っていることを残念に思う。

私が何より驚き、悲しいのは、医療や看護の専門家たちが、私たちの生活が乗っ取られる現実を受け入れていることだ。たとえ、今回の事件の背後に邪悪なものがあるとは思っていなくても、そろそろ新型コロナウイルスに対する対応が間違っていたことに気づくべきだ。政治家とそのアドバイザーがすべて間違っていたのである。非常に寛大な見方をするとすれば、彼らは普通のインフルエンザウイルスをペストの一種のように騒ぎ立てた。その結果、病院は閉鎖され、がんや重篤な疾患を持つ患者が治療を受けられなくなった。無能な政策と管理の結果、介護施設では何千人もの患者が殺された。学校は閉鎖され、何百万もの子どもたちの人生が台無しにされた。大げさに言っているのではない。政府は洗脳テクニックを用いて、国民をコントロールし、医療サービスに対してニセの信頼を植え付けている。

医師や看護師たちは、このことが真実であることを知っている。巧妙な3つの単語と3つのフレーズで作られたスローガン、毎週行われる拍手運動への参加、広告は、すべて恐怖心を煽り、国民を服従させるために作られたものだと知っている。

仮に下心がなかったとしても、これは医療史上最大の失策である。医師や看護師は、「スピンドクター」（訳注：広報活動などを通じて情報操作を行う「スピン」に長けた人のこと）があらゆる手を尽くして死者数を誇張していることを知っている。新型コロナウイルスに感染した患者は、それが原因で死亡したと記載されている。

もし事の真相が明らかになれば、医師や看護師は恥ずかしくてたまらないだろう。彼らは刑務所に入ることになる。賢い人なら無駄だとわかっているソーシャルディスタンスを遵守するよりも、直ちに病院や診療所を再開すべきだ。この3か月間、メディアは多くのおかしなヒーローを見つけてきたが、そのほとんどがプロパガンダの一環であったと思われる。今こそ、専門家たちが称賛を受けるべきときだ。国は医療サービスを取り戻さなくてはいけない。それが本当の意味で、普通の生活に戻るための大きな一歩だ。

私たちはともにそれを成し遂げることができる。数年前、IDカードや虹彩認証の導入が盛んに推奨されていた。私はそのことについての記事も書き、反対運動に参加した。一般の人々もそれについて考え始め、証拠を検討した上で、「必要ありません」と叫んだ。

このような良識と決断力が必要だ。

世界中の人々が自国の政府と戦っている。歴史上においては時折、起こることだ。1939年から1940年代にかけて、ヒトラーとその仲間たちが我々の敵であったように、イギリスでは、ジョンソン、ハンコック、そしてその仲間たちが国民を敵に回している。ジョンソンは騙されやすい単純な思考の道化者で、カミングスに糸を操られ踊っているようなものだ。ハンコックは、小さな町の市長すら任せられない、偉そうで頭の足りない風紀委員だ。

彼らは自由と民主主義を破壊しようとしている。だが、あの連中では勝てないだろう。

2020年7月7日

Chapter 17

オールド・ライヴズ・マター／老人の命をないがしろにするな

この言葉は、「ブラック・ライヴズ・マター」のような流行語ではない。しかし今、世界でもっとも虐げられ、酷使され、差別されているのは黒人というよりも、高齢者である。

この事実を証明するのは難しくないので、例を紹介しよう。

イギリスの放送局は、放送業界における多様性に関するデータ収集を行う非営利団体「クリエイティブ・ダイバーシティ・ネットワーク」を運営しており、国内の30チャンネルを調査している。

この団体の最新の報告書によると、ＢＡＭＥ（訳注：ビー・エー・エム・イー。Black（黒人）、Asian（アジア人）、Minority Ethnic（少数民族）の頭文字をとった略称）は人口の12・9％だが、テレビなどの出演率は22・7％を占めているそうだ。また、障害者やトランスジェンダーの登場頻度も過剰なほど多い。

一方で、50代以上の人の出演率が低いのも事実だ。奇妙で、不可解で、そしてかなり不愉快なことに、放送局らは50歳を高齢とみなしているようだ。私にはとても若いと思えるのだが。50歳以上の人はイギリスの人口の36％を占めているが、出演率は24・6％と低い。つまり、黒人よりも高齢者のほうが低いことが証明されたのである。

では、なぜＢＢＣは国民から搾取した1億ポンドもの受信料を使って、多様性に富んだコンテンツを制作しているのだろうか？

悲しいことに、これは今に始まったことではない。

１９６7年、英心理療法士で、高齢者のための福祉活動家であるバーバラ・ロブが、高齢者の虐待について編集した本がある。タイトルは『何ひとつない～答えるべき事件～(Sans Everything: a Case to Answer)』だ（このタイトルは、シェークスピアの喜劇『お気に召すまま（As You Like It)』の一節である「老いぼれて、歯もなし、視力もなし、味も感じない、なんにもない」に由来している）。

この本が生まれたきっかけは、１９６5年11月10日付の英日刊紙『タイムズ』に、入院中の老人たちの窮状を訴える手紙が掲載されたことにある。その手紙の送り主は、当時の総合病院や高齢者病院のスタッフが、高齢者から眼鏡や入れ歯、補聴器を取り上げ、「孤独を感じながら何もしないで過ごす」ように放置していると述べ、このような悪しき慣習があまりにも一般的になっていると訴えていた。

これは1965年の出来事である。

元警官でジャーナリストの作家、C・H・ロルフは、「無防備な病人を、肉体的な不快感、精神的な搾取や剝奪、無関心、苛立《いらだ》ち、ネグレクトから守る」必要があると指摘した。

さらに彼は、イギリスのある病院で行われていた悪しき慣習は、「ニュルンベルク裁判（訳注：第二次世界大戦後、連合軍がナチスードイツの第1級戦犯22名に対し、ドイツのニュルンベルクで行った国際軍事裁判）の報告書を読んで以来、目にしたことのないような残虐で、冷酷な、腐敗しきった悪党による、人間性喪失の列挙」であったと述べている。

本当に憂慮すべきなのは、高齢者への治療環境が1960年代よりも悪化しているという実情だ。嘘のような本当の話だが、医師や看護師には、高齢者ができるだけ早く死ねるように食事や水分を与えないという権限が公式に与えられている。

かつて、高齢者は尊敬され、称賛され、その知恵と経験を頼って、人々から相談を受ける存在だった。だが私が思うに、今日の高齢者は無視され、虐待され、軽蔑され、利用されることがあまりにも多い。そして厄介者としてのけ者にされ、ベージュ色のようにあいまいで目立たない存在にされている。

政治家は、高齢者を軽蔑し、侮辱するためにできる限りの手を尽くしているように見える。新聞のコメンテーターも重い腰を上げはじめ「高齢者に投票権を与えるべきではない」と主張する人も出てきた。なぜそんなことをするのか？　ほとんどの年金受給者は、一生懸命働いて税金を納めてきたのに、ある年齢を境に投票権を奪われるのはいかがなものか。多くの高齢者は、若者よりもはるかに行動力があり、豊富な経験と蓄積してきた知恵を活かせば、特に時事問題に関しては、少なからずその知見が社会に役立つはずだ。

私は、電力会社が高齢者を特別なリストに載せるのは、特別なサービスを提供するためではなく、追加料金を請求してひどい扱いをするためだと確信している。彼らは寒い季節には「着込め」、暑い季節には「たくさん水を飲め」といったことを偉そうに上から目線で言ってくるのだ。本当に勘弁してほしい。「呼吸も忘れずにしろ」なんてことも言い出しかねない。

多くの年配者が自分の実年齢を否定することに必死になり、失った若さを取り戻そうと美容整形に大金を費やすのも、別に驚くことではない（しかし不思議なことに、若返りした人は、会った人に実年齢を自慢するのが通例だ。年齢を偽るために整形手術をしておきながら、会う人会う人に自分の年齢を正確に伝えるというのは、人の予想を良い意味で裏切ることに魅力を感じるのだろう）。

さらに悪いことに、今や世界中のほとんどの国で、高齢者は公式に虐殺されている。各国の政府は、新型コロナウイルス詐欺にとんでもない額の支出をしたがために、まともな医療サービスを国民に提供できなくなるとわかっている。政府は若者に（体重を減らしたり、飲酒や喫煙などの悪い生活習慣を控えたりして）自分の健康を自分で管理することを期待し、それに従わない人には医療サービスの提供を完全に拒否するのだろう。高齢者は単に治療を拒否されるだけである。

私は、世界中の行政担当者が、イギリスと同じように入院中の高齢患者を介護施設に送り込むというとんでもない間違いを犯したとは、にわかには信じがたい。やはり、高齢者の組織的な大規模駆除計画があったのではなかろうか。

唯一の論理的な結論は、世界中で何千もの高齢者が殺害されたということである。その結果、世界中の政府は、長期的にかかる医療費を数十億も節約することができたのだ。また、高齢者に年金を支払う必要がなくなるため、年間数十億を節約することもできるだろう。

これは、ホロコーストだ。ちなみに、辞書によると、ホロコーストとは「大規模な虐殺」と定義されている。これ以上ぴったりくる言葉はないと思う。介護施設の入所患者は、病気で介護を必要としているからこそ、入所しているのだという当たり前のことを、私たちは忘れてはならない。大多数の入所者が複数の深刻な疾患を抱えている。心臓疾患や呼吸器疾患、神経疾患、がん、その他にも深刻な健康上の問題を多く抱えている。また、おそらく食事も運動もままならないので、免疫力はかなり低下している。

医療関係者がこれを知らなかったとは考えられない。それなのに、新型コロナウイルスに感染していると思われる、あるいは感染している可能性はあるが、未検査という入院患者が介護施設に送り込まれた。だから感染リスクが高い入所患者が亡くなってしまったのだ。未検査の患者らは、トロイの木馬的な手口で（訳注：正体を偽って潜入し、破壊工作を行う者のたとえ。ギリシャ神話のトロイ戦争で、兵士の入った巨大な木馬を城に入れさせ、内側から城を攻撃したという逸話に似ている手口であることからこの名前がついた）、殺し屋として送り込まれたのではなかろうか？

病院から送り込まれた患者がインフルエンザに感染していても結果は同じだっただろう。だが、インフルエンザの患者を介護施設に入れたりはしない。それは犯罪だからだ。しかし、新型コロナウイルスに感染の疑いがある患者は受け入れたのである。

介護施設のスタッフには隔離看護についての知識がなく、設備もなかったため、事態はさらに悪化した。そして何よりも、悪徳政府や悪徳ジャーナリストが、この感染症についての話を嘘に嘘を重ねて広めたため、介護施設のスタッフは、新型コロナウイルスに感染した人はみんな死んでしまうのではないかと恐れていた。まっとうな理由もなく、親戚や友人を遠ざけるように言われ、中には逃げ出すスタッフもいた。フランスでは、4割ものスタッフが忽然《こつぜん》と姿を消してしまったという例もある。

イングランドの北東部では、介護施設の半数で新型コロナウイルスが大流行した。スコットランドやスウェーデンでは、新型コロナウイルスによる死亡の約半数が介護施設で起きている。スペインでは、新型コロナウイルスで亡くなった人の3分の2が介護施設で死亡、イタリアでは、スタッフも家族もいない孤独な中で、いったい何人の高齢者が介護施設で亡くなったのかを誰も把握していないようだ。多くの高齢者は「新型コロナウイルスのせいで亡くなった」と死亡証明書に記載されているが、実際には、喉の渇きが原因で死亡したのだろう。

イングランドとウェールズでは、5月22日までの11週間で、5万人が介護施設で死亡した。これは想定されていた数の2倍にもなる。これは不幸な出来事だったのだと、誰かが私たちを納得させようとしているのだろうか？　この邪悪な高齢者駆除計画によって何人が殺されたのだろうか？

私にはわからないし、誰にもわからないと思う。しかし、新型コロナウイルスによる総死亡者数は誇張されており、そこには死なずに済んだはずの高齢患者の数が非常に高い割合で含まれている。

私の経験に基づいてあえて推測するならば、２０２０年3月初旬から5月末までに世界中で殺された高齢患者の数は、10万から15万人の間ではないかと思う。これでもかなり控えめな推定値である。

もし、違う年代の人々がここまで意図的かつ冷酷に虐殺されたとしたら、とんでもない数の怒りが街中にあふれることになっただろう。

もし10万人のティーンエイジャーが、若者だからという理由で3か月の間に故意に殺されたとしたらどうなるか、想像してみてほしい。同様に、もし10万人の女性が、女性だからという理由で3か月の間に故意に殺されたとしたらどうなるだろうか。もし、10万人の黒人が、黒人だからという理由で3か月の間に故意に殺されたとしたら……。

ではなぜ、高齢者が殺されることに対しては反対デモが行われないのか？　皆さんは、お年寄りが殺されたことに対し、声を上げている有名人を何人知っているだろうか？

――そんな人いない？　私も同じである。

ここでの本当の悲劇は、これが現代史上最悪の高齢者の大量虐殺であるにもかかわらず、実は今に始まったことではないということだ。

老人は何年も前から誰の気にも留められずに殺されてきた。この話に関する私の動画はユーチューブに削除されてしまったが、現在、大多数の先進国でたった1つ、深刻な差別があるとしたら、それは老人差別である。これが真剣に受け止められていないのは非常に不快だ。我々は皆、黒人の命をないがしろにしてはいけないことはわかっているが、高齢者の命も同じくらい重要ではないだろうか？

安楽死は（認められることもあれば、認められないこともある）現在、世界中のいわゆる文明社会では一般的に行われており、その犠牲になるのはいつも高齢者である。

イギリスでは長年にわたり、医師や看護師は「リバプール・ケア・パスウェイ」と呼ばれるものに従うことが奨励されてきた。リバプール・ケア・パスウェイは、医師や看護師が65歳以上の患者に十分な食事や水分を与えなかったり、必要な治療を差し控えたりすることを許可する殺人特権である。つまりは、高齢患者は完全に使い捨て可能な「お金がかかる厄介者」とみなされていたのだ。

その後、リバプール・ケア・パスウェイに代わって、「持続可能な開発目標」（国連が提唱したグローバルな指針）と呼ばれるものが導入された。

持続可能な開発目標では、70歳以上で亡くなった人は「天寿を全うせずして死んだ」と言えないことから、その国の医療状況を評価する際には人数をカウントしない。したがって、医師や病院はすべての70歳以上の人を公平に扱わなくてもいい、ということになる。

世界中の政府はこの新ルールに大喜びしている。なぜなら、年金受給年齢に達し、国の財務担当者から「お荷物」とみなされている高齢者を排除する許可を国に与えるようなものだからだ。

オランダでは、ある高名な医師が、高齢者を病院に入院させることは（おそらく集中治療室に入れることも）認めないと主張している。オランダ政府は「若者にベッドを確保するために、弱者や高齢者は入院させません」とのことだ。そんなの信じられない？ オランダで６６００人の患者を対象に行われた調査によると、65歳以上の患者には、治療行為（薬や飲食物の提供などを含む）が差し控えられる傾向があることがわかった。また、医師が治療を行わなかったことを患者や患者の親族にあえて相談しなかった事例が56％もあったそうだ。

また、ドイツ、フランス、イタリア、スペインでは、高齢者が日常的に殺されているという話も見かけた。年齢がトリアージの基準になっているのだ。大量虐殺は、もうあなたの街のすぐ近くまで来ている――いや、もう行われているかもしれない。

２０１５年の話に遡るが、アメリカの医師らが高齢の患者の治療を差し控えていると報道されたとき、医師らは「老人差別をしたのではない」と言ったが、何のためにそうしたのかは言わなかった。もちろん切手収集のためでもないし、親切心でやったのでもないし、適切でまともな医療行為でもなかった。

２０２０年にアメリカで民主党の大統領候補になりかけた億万長者のマイケル・ブルー

ムバーグは、「アメリカは高齢者への医療行為を拒否すべきだ」と言ったが、その発言の道徳性を議論しようという提案はなかった。

カナダでは、患者が死後解剖されずに埋葬されたことがある。他の国と同様に、新型コロナウイルスに感染していると疑われる場合は、死因は「新型コロナウイルス」だとされた。胸にナイフが突き刺さっている患者でも、死亡する前の14日間にくしゃみをしていたら、新型コロナウイルスで死んだことになる。

もちろん、これも今に始まったことではない。イギリスでは、2005年2月にも政府が「回復の見込みがほとんどない入院患者は生かしておくとコストがかかるので、死なせることを許可すべきだ」と助言していたことが明らかになった。

ここでのキーワードは「回復の見込みがほとんどない」である。この言葉自体には何の意味もないが、医師と呼ぶにふさわしい人なら誰でも、「回復の見込みがほとんどない」にもかかわらず、快方に向かう患者を見たことがあると言うだろう。

しかし、トニー・ブレア前労働党政権は、「老人」が昏睡《こんすい》状態に陥ったり、自分で意見を言えなくなったりした場合には、食事をしたり水分を摂る権利が剥奪されるということを提案した。つまり「患者は自分で意見を言えなければ殺されるべきだ」ということだ。

となると、脳卒中の患者には希望がない。ブレア政権は、患者の命を守ることよりもコスト削減のほうが先決だとし、「生存権」に関する判決を覆す権利があると判断したのだ。その判決というのは、「患者の生命が『耐えられない』状態であると説明できる場合を除き、人工的な栄養と水分の補給を中止してはならない」というもので、さらに裁判官は、「疑わしき場合は生命の維持を優先すべきだ」とも付け加えている。

高齢患者から食べ物や飲み物を取り上げることは日常的に行われている。食事はトレイに載せられているので、患者の病状がひどかったり、身体が弱っていたりして器に手が届かない場合は、手つかずのまま持ち去られてしまう。大多数の病院では、自分で食事がとれない患者にわざわざ食事を与えることはしないのだ。

一方、政府は支持率を上げるための無意味なプロジェクトにお金をつぎ込み、外国を援助するプログラムにお金を浪費している。その結果、政治家たちが不正を働き、何十億ものお金をスイス銀行に預けることができてしまうのだ。

高齢者は「望まれない世代」として分類されている。年金受給者は全員、政治的に恥ずかしい存在であり、無視されるか、捨てられるか、殺されるしかない。

加齢黄斑変性症により失明する恐れのある高齢者は、役立たずで、お金のかかる消耗品とみなされ、失明を防ぐことができるかもしれない薬の投与を拒否される。社会に貢献していないし、投票もしないので、無視してもいい存在という理論なのだ。

1930年代、ナチスが高齢者や弱者を社会のお荷物とみなし、意図的に飢えさせたり、脱水症状を起こさせたりしたことを、どうして忘れることができようか。それをまさに今日の政府がやっているのだ。トライアスロンでもっとも過酷なアイアンマンレースを完走できないからという理由で、高齢者を殺しているようなものだ。

世界各国の政府は、「インフルエンザの軽度なものに過ぎない」とすでに証明されている感染症に対処するのが困難なので、「もうこれ以上、高齢者を治療することはできない」と判断している。

多くの若者は、こうした高齢者の置かれている状況には無関心かもしれないが、2つのことを覚えておいてほしい。

1つ目は、自分たちもいつかは老人になるということ。

2つ目は、「老人」とみなされる年齢は、時間が経つにつれ、徐々に下がる可能性があるということ。

老人が殺されてもあまり気にしない人たちも、自分が思っている以上に早く年を取ってしまうものだ。若者だって運良く長生きすれば、老人になるのだから。

そして、「老人」の定義は年々若返っていることも忘れてはならない。

多くの国の政府は70歳以上に治療行為ができないと決めているが、65歳を基準にしている国も複数ある。5年後には60歳に下げるかもしれない。そして10年後には55歳の人が心臓発作を起こしたり脚を骨折したりしても、アスピリンの錠剤を1瓶処方してもらえれば御の字ということになるだろう。

これは安楽死の一種である。あるいは、優生学という言葉がふさわしいかもしれない。それとも人口抑制だろうか？　ナチスが得意げに行っていたことだ。

しかし、彼らは単なる素人だった。

2020年7月8日

Chapter 18
手指消毒液に殺される？

私は今日、ヨロヨロと買い物に出かけた。なんと悲しく、憂鬱な経験だったことか。ビル&メリンダ・ゲイツ財団（この財団に別名をつけるとしたら、連続殺人犯マイラ・ヒンドリー&イアン・ブレイディ財団とか、ヨシフ・スターリンの気弱な人向けアカデミーとか、毛沢東の服従学校などが思い浮かぶ）が率いる、新世界の野心的なリーダーたちが、繁華街を荒廃させてしまったからだ。

ネット通販や慈善団体が運営するリサイクルショップ、法外に高い地方税など複数の要因が重なり、小さな商店はすでに苦境に立たされていたが、今では、誰もが忍び足で歩き、ひそひそ話をするような地区の片隅に店を構えている。昔だったら、医師や看護師に会うよりも、神父や牧師、ユダヤ教のラビ、イスラム教のイマームに出くわすような人目につかない地区だ。最近ではもちろん、宗教関係者は皆、階段下の戸棚に隠れて、恐怖に震えている。

何かを買っている人はあまりいなかった。買い物は悲惨な体験になってしまったのだ。リサイクルショップはどこも閉まっていたので、私はDVDの山を、昔はがらくた屋と呼ばれていたが、今はおそらくヴィンテージ・スペシャリストとかアンティーク・ディーラーといった名前で呼ばれるようになった店に持って行った。店員の女性はとても満足そうだった。

マスクをつけている人は少なかったし、ほとんどの人がソーシャルディスタンスのルールを喜んで無視しているように見えたのは嬉《うれ》しかった。しかし、中には恐怖を感じているかわいそうな人もいた。マスクをした若い家族連れが数組いて、幼い子どももマスクをしていたし、年配者も1～2人マスクをしていた。そのうち半数の人は、マスクで口を覆っているだけで鼻は外に出ていたので、その努力がまったく無意味なのは言うまでもない。ある中年のカップルは、マスクとゴム製の黄色い洗濯用手袋、そして首をカバーするように生地を縫い付けた帽子を被っていた。私はこれが作り話だと思いたい。正直なところ、作り話であってほしかった。きっと彼らは家の裏口の鍵穴も塞いで、ウイルスが入ってこないようにカバーしているのだろう。

彼らが心の底から哀れに見えたので、私は気の毒に思ってしまい、恐怖心を煽ることに躍起になっている人々への怒りでいっぱいになった。

俳優のトム・ハンクスは、前作の映画以降に医学の学位を取得したようで、「聞き分けの良い子どものようにマスクをしないなら、僕はその日からあなたを尊敬しない」といった発言をしている。

やれやれ。トムよ、せいぜいほざくがいい。私が君に尊敬されたいと思っているという前提で話をするのは傲慢だし、自分の言っていることが正しいと考えているのも同様に傲慢だ。トムのように宣伝する映画はなかったが、英国王立協会（訳注：英国最古の学術団体で、科学者の会合）の科学者も、似たようなことを言ったと報道されている。その科学者も医学の学位は持っていなかったようだ。

化学工学の教授もマスクをすべきだと言っていた。

彼らは、中国人の少年2人が運動中にマスクをして死んだことを知っているのだろうか？　そして、マスク着用に関する研究について私が出した動画を見たことがあるのだろうか？

こういった科学者やマスク推進派の人たちを見ていると、私が今よりも若く、外出も許可されていた頃に見に行っていたクリケットの試合を思い出した。国際試合が行われると大抵、選手のうちの誰かが治療を必要とするため、医師が常に選手の控室に呼び出されていたのだ。

だが、私が到着したときには、いつの間にか自分が「選手の役に立ちたい」と切望する男たちの列の最後尾になっている。この男たちは誰も、医学の博士号を持つ医師ではない。ある人は哲学の博士号を、またある人は音楽学の博士号を、別のある人は神学の博士号を持った司教だった。彼らは皆、控室に入って選手たちと交流を持ちたいとチャンスを狙ってやってきたのだが、自分たちが必要とされていないことに驚いているようだった。

彼らは「そうか、医学博士が必要だとは知らなかったよ」と一見びっくりしたように言い、自分のスキルがその場にふさわしくないと拒否されると立ち去っていったものだ。

ドクター・トム・なんとかや英国王立協会の男は、クリケットのときの愚か者たちを彷彿《ほう ふつ》とさせた。当然の成り行きとして、今は239人の種々雑多な科学者たちが、誰かがくしゃみをした後も、ウイルスはずっと残り続けるとの判断を下している。世界保健機関（WHO）は、7歳の子どもが子ども会のパーティーでスティッキーバンズ（訳注：ナッツと蜂蜜の甘い焼き菓子）の皿に飛びつくかのごとく、熱烈にこのアイデアに飛びついた。有名で重要な人物になるためのいちばんの近道は、今のWHOの暴挙やワクチン肯定派のプロパガンダに合ったことを言えばいいということだ。

なんてこった。ウイルスが空中を漂い続けることができるなんて、そんなことを考えた奴の顔が見てみたい。彼らは、さらに長いソーシャルディスタンスを望んでいるに違いない。屋外では100ヤード（91・44メートル）、あるいは200ヤード、屋内ではさらに長い距離になるだろう。彼らの中に医者がいるかどうかは知らないが、これは間違いなく、無知な人や他人の影響を受けやすい人を恐怖に陥れるための手段ではなかろうか？　もし、239人の畑違いの科学者たちが、「国民全員がカスタードを体に塗る必要がある」と言ったら、WHOは大喜びしただろう。もちろん、ゲイツ氏がこれを認めればの話だが。プロサッカーチームのマンチェスター・ユナイテッドの後援会がマスクの使用について声明を出すのが待ち遠しい。

一方で、200人の愚かな科学者を何と呼べばいいだろうか。「科学者の下痢」、といったところか？　重要なのは、何人が感染するかではなく、何人が感染して死ぬかであることに、愚か者たちは気づいていないようだ。また、リスク対効果比にも注目しなければならない。つまり、マスクをすることでどれだけの人が被害を受けるかということや生活の質にどのくらい悪影響を与えるかを見るべきなのだ。

もし新型コロナウイルスのためにマスクをつける必要があるなら、インフルエンザから身を守るためにも常にマスクをつける必要があるということになる。これは人々が本当に望んでいることなのか？

買い物に出かけたときの話に戻そう。

ある施設に入ろうとすると、白黒の奇妙な四角い模様を携帯電話のカメラで撮影し、アプリをダウンロードするように言われた。私の情報をすべて記録するためだそうだ。私は、自分が持ち歩いている古い携帯電話をスタッフに見せた。これは1990年代に製造されたものなのでカメラは付いておらず、着信と発信くらいしかできない代物だ。

ドアの前にいた男は、私を哀れむかのように見て、「ああ、それならいいですよ、お名前、ご住所、電話番号を紙に書いて渡してください」と言って、数枚の紙切れと安物のペンが置いてある場所を指差した。

それで構わないと思った。私の名前がB・ジョンソンであること、ミルトン・キーンズのアカシア通り10番地に住んでいること、たまたまバッキンガム宮殿と同じ電話番号を持っていることなどは誰に知られても構いやしない。3日前にはテキサス州アラモに住むD・クロケットを名乗っていた。ときにはOK牧場のドクター・ジョン・ホリデイになることもある。妻と一緒に出かけるときには、ボニー・パーカーとクライド・バロウになる。このカップルはよく引っ越しをするので、特定の住所はない。

前回、D・クロケットを名乗っていたとき、ある若者が「あなたはデイヴィー・クロケットの親戚ですか？」と尋ねてきた。私は、彼が曾祖父であり、家の引き出しには、アライグマの皮でできた彼の帽子がまだあると答えた。もちろん、こんな嘘をついてはいけないし、いたずらが過ぎたかもしれないが、私だって困っていたので、もはや問題にはなるまい。

そうだ、クレジットカードで本名がバレるのではないかと思う人もいるかもしれないが、私はいつも現金で支払う。もし現金が使えなかったら買わないだけだ。

店内を歩き回っていると、手指の消毒液があちこちに置いてあるのがどうしても気になったので、店に入るたびに、その店の消毒液を、誘われるように試していた。デパートの香水売り場の前を通り過ぎるときに「ひげそり後に使えるこの商品を試してみませんか？」と言われるかのごとく、ここでシュッとひと吹き、あそこでもシュッとひと吹き。店を6つ回れば、消毒液は6回分吹きかけたことになる。そうやって店の前を通るたびに吹きかける人もいるかもしれないが、私は「結構です」と断ってその場を立ち去るし、そうすれば誰も追いかけてはこない。周りにいた数人の買い物客は、手についたベトベトを拭い去ろうと必死になるあまり、何も買えなかったようだ。消毒液を6回もつけたら、何層にも重なったベトベトを落とすのに何時間もかかるに違いない。ソーシャルディスタンスを守っている人たちは、手につけた消毒液をこすりながら、左によけたり、右によけたり、また戻ってきたりと、とても奇妙だった。私にとってのソーシャルディスタンスは、人にぶつからないようにする程度のものだが。

買い物客たちは、マスクだけでなく、消毒液も人を殺しかねないという証拠があることを知らなかったようだ。実は消毒液も命取りになる危険性が潜んでいる。

アメリカでは、手指消毒液のラベルに「エタノールを含む」と表示されていても、実際には「メタノール」が含まれている粗悪品が急増していると米国食品医薬品局（ＦＤＡ）が警告している。というのも、メタノールは燃料として使われる工業用のアルコールなので、皮膚から吸収されると毒性があり、万が一飲み込んでしまうと命を脅かす可能性がある。したがって、メタノールを含む一部の手指消毒液の中には、吐き気、嘔吐《おうと》、頭痛、目のかすみ、失明、痙攣、昏睡《こんすい》、神経系への後遺症、または極度の場合、副作用で「死」を引き起こすものもあり、使用方法を誤れば一巻の終わりだということになる。もしこれを手指消毒液として繰り返し使用した場合、皮膚吸収により慢性的な毒性や視力障害が引き起こされる可能性がある。

メタノールについては、『Journal of Infectious Diseases』に掲載された論文で、その危険性が確認されている。また、「International Journal of Environmental Research and Public Health」というオープンアクセスの学術論文には、「アルコールベースの手指消毒剤に表示外の成分として入っているメタノールは、深刻な健康被害をもたらす」という内容が2年前に掲載されている。

しかし、どの消毒液が危険なのかを知るのは不可能に近い。というのも、不正表示をしている製品もあるからだ。それに、お店の人に「うちの手指消毒液を使ってください」としつこく言われたら、たとえラベルが付いていたとしても実際にラベルを読もうとするだろうか？　もしかしたらそれは、中国に知り合いがいる仲間から仕入れた中身を、空になったボトルに詰め替えて売っているのかもしれない。消毒ジェルはペンキを剥がすのに使えるくらい強力なのだ。

もし店員が「お店の消毒液を使え」と要求し追いかけて来ても、「私はアルコールに対して接触アレルギーがあるので、あなたの要求に屈したら、ひどい発疹が出て、アナフィラキシーショックを起こすかもしれないのです」と言い返せばいい。

続けて、「私は小売店との間に未解決の訴訟を2つ抱えているんですよ」と残念そうに言い、「でも、どうしても危険を冒したいというのであれば、まずあなたの名前を教えてもらえませんか」と聞くのだ。

賭けてもいい。そうすれば、店員は「消毒液を使わなくてもいい」と手のひらを返してくるだろう。

２０２０年7月9日

ヴァーノン・コールマン（Vernon Coleman）
ドクター・ヴァーノン・コールマンは、あなたもよく知る「重大な危機」をはじめから疑問視していた。2020年の２月末にはすでに、自身のウェブサイト（www.vernoncoleman.com）で、「専門家チームが政府に助言するのは、あまりにも悲観的な行為であり、騒ぎを大きくしているように感じる」と述べていた。さらに、３月のはじめには、死亡率の数値がどのように、そして、なぜ歪められたかを説明した。３月14日には、政府の政策がこの病気そのものよりも多くの死者を生み出すと警告し、３月18日のユーチューブ動画では、政府が「危機」を利用して高齢者を虐げ、強制的にワクチンを打とうとしているのではないかという懸念について語った。
３月19日、英国の公衆衛生機関と危険病原体諮問委員会は、この〝危機的〟な感染症は、重大な影響を及ぼす感染症ではないと決定し、重要度が下げられた。しかし、感染の重要度が公式に下げられたわずか数日後、政府は警察に特別な新しい権力を与え、何百万もの人々を自宅軟禁下に置く緊急法案を発表した。元医師のドクター・コールマンは、『サンデー・タイムズ』のベストセラー作家でもある。彼の著書は英国で200万部以上売れ、25の言語に翻訳されて世界中で販売されている。また、彼は庶民院と貴族院に証拠を提示し、その活動は政府の方針を変えた。

田元明日菜（たもと　あすな）
1989年生まれ。早稲田大学大学院文学研究科修了。訳書に『タオ・オブ・サウンド』（ヒカルランド）、『つのぶねのぼうけん』『すてきで偉大な女性たちが世界を変えた』（化学同人）、共訳書に『ノー・ディレクション・ホーム：ボブ・ディランの日々と音楽』（ポプラ社）などがある。

コロナとワクチン　歴史上最大の嘘と詐欺③

ワクチンは国民支配の道具である！

第一刷　2021年10月31日

著者　ヴァーノン・コールマン
訳者　田元明日菜

発行人　石井健資
発行所　株式会社ヒカルランド
〒162-0821 東京都新宿区津久戸町3-11 TH1ビル6F
電話 03-6265-0852　ファックス 03-6265-0853
http://www.hikaruland.co.jp　info@hikaruland.co.jp
振替　00180-8-496587

本文・カバー・製本　中央精版印刷株式会社
DTP　株式会社キャップス
編集担当　田元明日菜

ISBN978-4-86742-038-6

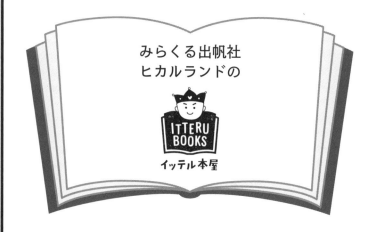

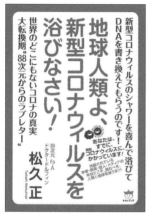

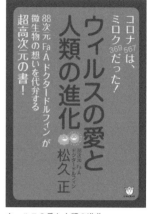

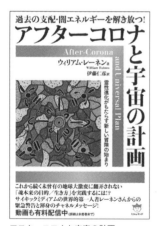

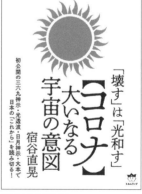